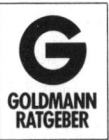

Buch

Nach dem Sauerstoff ist Wasser der wichtigste Lebensfaktor für Menschen und Tiere zum Überleben. Doch heutzutage ist Wasser vielfach durch Umweltverschmutzung vergiftet und belastet den menschlichen Organismus. Trinkwasser aus der Leitung, aber auch alle Quell- und Mineralwässer sind zu stark mit chemischen Stoffen und Spurenelementen durchsetzt. Lediglich dampfdestilliertes Wasser oder das in Früchten und Gemüsen enthaltene Wasser zeigt die Reinheit, um den Körper zu entgiften und gesund zu halten. Die vielen Facetten und Hintergründe ihrer provozierenden Gesundheitsvorschläge erläutern die Autoren in nüchterner, doch aufrüttelnder Sprache.

Autoren

Paul und Patricia Bragg sind in den USA bekannte Ernährungs- und Gesundheitsberater. Sie haben Politikern, der englischen Königsfamilie, Sportlern, Hollywoodstars und vielen anderen geholfen, gesund zu werden oder gesund zu bleiben.

Von Paul Bragg ist im Goldmann Verlag außerdem erschienen:

Fit durch Fasten (13669)

*Dr. Paul C. Bragg
und Dr. Patricia Bragg*

Wasser – das größte Gesundheitsgeheimnis

Die Wahrheit über Wasser

GOLDMANN VERLAG

Umwelthinweis:
Alle bedruckten Materialien dieses Taschenbuchs
sind chlorfrei und umweltschonend.

Der Goldmann Verlag
ist ein Unternehmen der Verlagsgruppe Bertelsmann

Vollständige Taschenbuchausgabe April 1995
© 1987 der deutschsprachigen Rechte Waldthausen Verlag, Ritterhude
Originaltitel: The Shocking Truth about Water
Umschlaggestaltung: Design Team München
Buchgestaltung: Hanns-Christoph Adams
Druck: Presse-Druck Augsburg
Verlagsnummer: 13716
Ba · Herstellung: Sebastian Strohmaier
Made in Germany
ISBN 3-442-13716-0

1 3 5 7 9 10 8 6 4 2

Wir widmen dieses Buch allen, damit sie erfahren, wie man sich durch eine richtige, natürliche Lebensweise eines beschwerdefreien und praktisch alterslosen Körpers erfreuen kann, so daß Sie in Gesundheit, Zufriedenheit, Kraft und Freude leben können.

Dr. Patricia Bragg   *Dr. Paul C. Bragg*

Wichtiger Hinweis für die Leser

Der Verlag möchte sowohl in eigenem Namen als auch im Namen der Autoren dieses Buches nachdrücklich darauf hinweisen, daß der Buchinhalt beabsichtigt, die Leser zu informieren. Das Buch soll keine Ratschläge für individuelle Gesundheitsprobleme erteilen. Solche Ratschläge sollten Sie von Ihrem Arzt einholen.

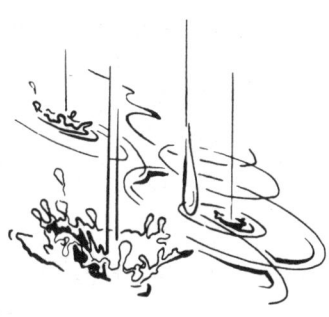

INHALTSVERZEICHNIS

Einleitung 17
   Wasser ist immer vorhanden 20
   Die Wunder des Wassers 20
   Der Wasserbestand der Welt 21
   Wasser dringt überall durch 22
   Heiße Quellen in der Wüste von Kalifornien 23
   Die Niagarafälle begehen einen langsamen
   Selbstmord 25
   Der Mensch kann nicht ohne Wasser leben 26
   Die fünf wichtigen Bausteine der Gesundheit 26
   Kochsalz – ein Gesundheitssaboteur 27
   Wasser spült Giftstoffe aus dem Körper 29
   Wasser ist wichtig für eine strahlende
   Gesundheit 30
   Der Mensch besteht zu 65 % aus Wasser 32

Eine Gesundheitsbotschaft, die 100 Jahre unserer Zeit voraus ist 34

   Trinkwasser enthält schädliche Chemikalien 36

Die schockierende Wahrheit über Wasser 38

Anorganische kontra organische Mineralstoffe 41

Schädliche anorganische Mineralsalze
im Trinkwasser 44

Fluor ist ein tödliches Gift 46

Hintergrundgeschichte der Fluoridisierung
von Trinkwasser 48

Trinken Sie kein Wasser, dem Natriumfluorid
beigemischt ist 51

Wir leben in einer kranken Welt 53

Nur wenige Menschen wissen um die
Bedeutung der Gesundheit 56

Der wunderbare Mechanismus des Körpers 58

Die Verhärtung der Arterien
(Arterienverkalkung) 63

Gehirne, die sich in Stein verwandeln 67

Meine ersten Erfahrungen mit hartem Wasser 70

Tuberkulose in meiner Teenagerzeit 76

Das Geheimnis von Regenwasser und
Schneewasser 78

Die Antwort für eine gesunde Lebensführung 79

Meine beiden ersten Fälle 80

Der Weg der Natur 86

Steine, die in uns sind 87

Gallensteine – stille und aktive	89
Nierensteine	91
Trinken Sie kein Mineralwasser	94
Was ist Gicht?	95
Arthritis und Rheumatismus	100
Früchte und Gemüse sind die besten Gaben der Natur	100
Bewegungsübungen	105
Lassen Sie Ihr Gehirn nicht zu Stein werden	110
Gehören Sie schon zum „alten Eisen"?	112
Wie das Gehirn funktioniert	114
Das Gehirn braucht eine besonders gute Ernährung	117
Organische Mineralien sind lebensnotwendig	118
Mineralien machen den Menschen	119
Woraus besteht ein Mensch?	120
Alkalische und basenbildende Mineralien	124
Eisen, der Sauerstoffträger im Blut	126
Wie die Pflanzen ihre Arbeit tun	126
Eisen ist wichtig in Pflanzen, Tieren und Menschen	127
Jedes Mineral ist wichtig	131
Natrium ist ein starkes Lösemittel	131

Rote Beten verlängern das Leben	133
Salz tötet langsam aber sicher	135
Übergewicht, Fettleibigkeit, Wassersucht und Ödeme	136
Falsche Aussagen über Kochsalz	139
Mineralhaltiges Wasser versteinert die Menschen	143
Knochenwucherungen und Gelenkverkalkung	145
Verkalkungs-Test	146
Verkalkte Zehen- und Fingernägel	148
Schlechte Haltung durch anorganische Ablagerungen	148
Rückenschmerzen – Geißel der Menschen	150
Die Parade der lebenden Toten	151
Meerwasser als Getränk	153
Seetang enthält wertvolle Mineralien aus dem Meer	154
Aderbrüche	154
Kalte Füße und kalte Hände	155
Übungen für gesunde Füße	157
Geräusche im Kopf, Klingeln in den Ohren	159
Auswirkungen auf die Augen	160
Natürliche Kost verbessert Ihr Sehvermögen	162
Sauberes Blut	163

Wasser – Das größte Gesundheitsgeheimnis der Welt   167

    Frische Obst- und Gemüsesäfte reinigen den Körper   168

    Naturkost soll Ihre Arznei sein   171

    Umgewöhnung Ihrer 260 Geschmacksknospen   174

    Nicht zuviel Fleisch   174

    Trinken Sie nur dampfdestilliertes Wasser   176

    Wie steht es mit Regenwasser   177

    Verhinderung der Arterienverkalkung   179

    Unsere „Gesundheits-Reisen" um die Welt   182

    Die große Körperreinigung mit Wassermelonen   182

    Meine Voraussage   184

    Lebenserwartung – Lebensdauer   187

    Bewegung ist für die Gesundheit sehr wichtig   188

    Seien Sie Herr Ihrer selbst   189

    Behaglichkeit, Sicherheit und Glück für Sie   191

    Vorbeugen ist besser als Heilen   192

    Welche Belastungen kann unser Körper aushalten und trotzdem überleben?   195

    Dauerhafte Jugendfrische gehören Ihnen   197

Nachtrag   202

    Eine neue Ära der persönlichen Ökologie   202

Biochemiker sind von Laborergebnissen geschockt ... 203

Vergiftet durch Nahrung und Wasser ... 203

Aminosäuren sind lebensnotwendig! ... 205

Schutzaktion in der persönlichen Ökologie ... 206

Politische Aktionen für den Umweltschutz ... 207

Was kann eine einzelne Person tun? ... 208

Klären wir einige Irrtümer auf ... 209

Was ist „Reines Wasser"? ... 211

Was ist destilliertes Wasser ... 213

Kommentare ... 214

Fragen und Antworten ... 217

Wasser – Rückschau und die Situation heute ... 221

Reines Wasser – wichtig für die Gesundheit ... 221

Trinken Sie nur reines Wasser ... 225

Ganzheitliche Gesundheit für den ganzen Menschen ... 227

Zehn Gebote für die Gesundheit ... 229

Nehmen Sie sich Zeit für 12 Dinge ... 230

Nachdenkliches ... 232

Eine Botschaft von den Autoren ... 234

Vorwort

Warum ist dies Buch geschrieben worden?

Nach Sauerstoff ist Wasser der wichtigste Lebensfaktor für Mensch und Tier zum Überleben. Menschen sind schon bis zu 90 Tagen ohne Essen ausgekommen, aber sie können nur wenige Minuten auf Sauerstoff verzichten. Ohne Wasser ist die Überlebensfrist nur ein paar Tage. Es ist eine Ironie der Natur: Ohne Wasser kann der Mensch kaum 72 Stunden überstehen, ohne daß er in einen halb-bewußtlosen Zustand verfällt. Aber es ist auch das Wasser, das in vielen Fällen vorzeitiges Altern sowohl beim Menschen als auch bei Tieren verursacht. Es führt jedoch nicht nur zum vorzeitigen Altern, sondern der Mensch kann an vielen Krankheiten leiden, die während seines Lebens durch das Trinken von mineralhaltigem Wasser hervorgerufen werden! Dieses Buch enthüllt die Geheimnisse, warum Menschen und Tiere lange vor ihrer eigentlichen Zeit sterben.
Über 50 Jahre intensiver Forschung sind in diesem Buch niedergelegt.

Wir wünschen Ihnen Gesundheit und ein langes Leben!

Dr. Paul C. Bragg   Dr. Patricia Bragg

Einleitung

Reines Wasser (H$_2$O) ist eine Grundvoraussetzung für die Gesundheit.

Die wichtigsten Faktoren für ein langes, gesundes Leben sind:

* reine Luft
* absolut reines Wasser, frei von chemischen Stoffen und anorganischen Mineralien
* reine natürliche Lebensmittel

Die wichtigste Substanz auf dieser Erde ist – **Wasser**! Wasser ist eine der charakteristischen Bestandteile unseres Planeten. Es kann sowohl in fester, flüssiger als auch in gasförmiger Form gleichzeitig auftreten. Es ist zu einer Maßeinheit für das spezifische Gewicht aller anderen Substanzen geworden. Es spielt eine wichtige Rolle in der Zirkulation der Elemente auf der Oberfläche der Erde.

Der Mensch muß Wasser haben oder er stirbt schnell. Man denke an den gestrandeten Seemann in einem riesigen Ozean voller Salzwasser: wenn die-

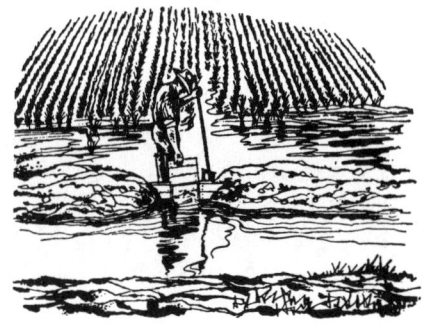

ser Mann kein frisches, salzfreies Wasser bekommt, stirbt er. Ein Mensch, der sich in der brennend heißen Wüste verirrt, stirbt schnell an Austrocknung, wenn er kein Wasser erhält. Der Durst kann ihn wahnsinnig machen, ehe er einen qualvollen Tod erleidet.

Bestimmte Tiere, z. B. Hasen und Kaninchen, die sich von Gräsern und Kräutern ernähren, trinken niemals, solange sie ihre natürliche Nahrung erhalten. Gräser und Kräuter enthalten ungefähr 85 % Wasser. Muttermilch enthält ca. 87 % Wasser; saftige Früchte und fleischiges Gemüse enthalten fast den gleichen Flüssigkeitsanteil. Menschen, die täglich etwa 4 Pfund frisches Obst essen, nehmen neben den ungefähr 250 g festen Lebensmittelanteilen mindestens 1½ Liter Natur-Wasser auf.

Meiner Meinung nach ist Wasser die wichtigste Substanz auf dieser Erde. Ohne Wasser würde das Leben – von der Pflanze angefangen bis zum Menschen – aufhören zu existieren.

WASSER

- Es vermehrt die Tage der Alten;
- Es vermehrt die Kraft der Starken;
- Es erfrischt das Herz;
- Es verbessert das Sehen;
- Es ist, als ob man einen Becher des Morgenlichtes genießt!

Hartes Wasser schädigt die Haut

Gemäß dem Britischen Medizinischen Journal kann hartes Wasser Hände rauh und trocken machen. Der Mineralstoffgehalt, insbesondere die harten Kalzium-Komponenten lösen Reizungen aus. Weil im Zusammenhang mit hartem Wasser mehr Seife verwendet werden muß, um Schaum zu erhalten, kann dies eine zusätzliche Quelle für Irritationen sein.

Wasser ist immer vorhanden!

Wasser ist absolut unzerstörbar. Wissenschaftler glauben, daß es keinen Tropfen mehr – aber auch keinen Tropfen weniger gibt, seitdem Wasser durch die Gezeiten-Strömungen der Erde die runde Form gab. Vulkanische Eruptionen brachten dann feste Felsen und Erde in Gestalt von Bergen über die Wasseroberfläche. In Äonen der Zeit bildeten sich daraus die Kontinente. Die gegenläufigen Gezeitenströmungen verlangsamen die Rotation der Erde um einen Bruchteil einer Sekunde alle tausend Jahre. Der heutige 24-Stunden-Tag war möglicherweise ein 4-Stunden-Tag vor einer Milliarde Jahre. Ursprünglich bestand die Erde wahrscheinlich aus heißen Gasen. Als sie sich abkühlte, verbanden sich Wasserstoff- und Sauerstoff-Atome und bildeten einen Nebeldampf.
Viel später fiel dieser Nebeldampf in wolkenbruchartigen, endlosen Regenfällen herunter, und dessen Kühle bildete einen „festen" Boden. Wasser formt die Erde, kontrolliert das Klima, versorgt die Menschen mit Nahrung und einer ungeheuren Menge Energie. Wasser macht 4 Fünftel unseres Körpergewichts aus. Es trägt und unterhält die inneren Funktionen bei Pflanzen und Tieren.

Die Wunder des Wassers

Es ist möglich, daß eine Träne, die aus Jesus' Auge fiel, als er hörte, daß sein Freund Lazarus gestorben sei, inzwischen durch die Wärme der Sonne einen millionenfachen Kreislauf erfahren hat.
Sie kann vielleicht in einem Weihwasserbecken in irgendeiner kleinen Kirche ruhen.

Der Wasser-bestand der Welt	Wasservorrat (in m³)	Anteil am gesamten Wasservorrat (in %)
Oberflächenwasser Süßwasserseen	125 Mio.	0,009
Salzwasserseen und Binnengewässer	104 Mio.	0,008
Flüsse und Ströme	1 Mio.	0,0001
	230 Mio.	0,17
Wasser unter der Oberfläche		
Bodenfeuchtigkeit	68 Mio.	0,005
Grundwasser bis zu einer Tiefe von ca. 1 km	4166 Mio.	0,31
tieferliegendes Grundwasser	4166 Mio.	0,31
	8400 Mio.	0,625
Eisberge und Gletscher	29100 Mio.	2,15
Atmosphäre	13 Mio.	0,001
Ozeane	1321000 Mio.	97,2
Insgesamt ca.	1359000 Mio.	100,0

Wasser ist in größeren und kleineren Mengen überall auf der Erde verteilt. 97% Wasser ist in den Meeren enthalten. Der Rest befindet sich bis zu 6 km tief unter der Erdkruste oder (als Dampf) bis zu 11 km über der Erdoberfläche. Die obige Tabelle zeigt die Mengen und Prozentsätze aller Wasservorkommen an.

Wasser dringt überall durch

Die Molekülkraft eines Wassertropfens ist fast jenseits allen Verständnisses. Wenn es in die Wurzelspitzen eines großen Baumes eindringt, beginnt es aufwärts zu klettern und zieht dabei eine Kette von Wassertropfen hinter sich her. Der Wind wird das Wasser im obersten Blatt des Baumes verdunsten lassen und bringt es in die Atmosphäre zurück, wo es wieder eine regentragende Wolke bildet. Der gleiche Tropfen wird vielleicht bis zu 11 km hoch getragen, ehe er mit Milliarden anderer Tropfen vielleicht auf eine Apfelplantage herunterfällt. Oder der Regentropfen kann auf einer wasserlosen Insel von einem Schiffbrüchigen aufgefangen werden. Er kann auch auf den verdörrten Böden bei den Indianern in Arizona fallen und Leben einer Saat bringen, die nur noch Wasser zum Wachsen braucht. 1 cm Regen auf einen Quadratkilometer Erdoberfläche ergibt 17 Millionen l Wasser.

Ein solcher Regentropfen, wenn er auf der Erdoberfläche bleibt, kann in weniger als einer Minute erneut verdunsten und zurück in den Himmel schweben. Wenn er jedoch tief in das Wasserreservoir unter der Sahara eindringt – wo bereits 240.000 Kubikkilometer Wasser ruhen – dann kann es ein Jahrhundert dauern, bis er zurück an die Oberfläche kehren kann, „luftgeboren" zu werden!

Der Wasserkreislauf

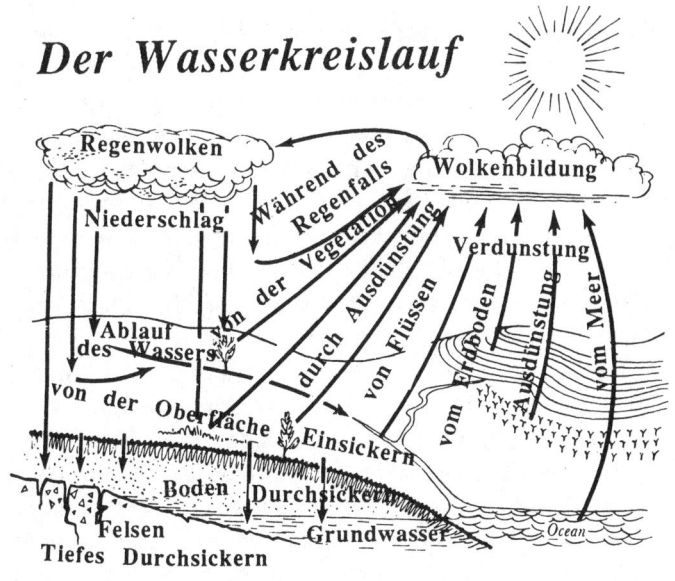

Heiße Quellen in der Wüste von Kalifornien

Nur etwa 100 m unter der Wüste von Kalifornien befindet sich ein reißender Fluß mit heißem Mineralwasser. Dort habe ich eine Wohnung. Brunnen wurden gebohrt, um dieses Wasser zu erreichen, das mit einer Temperatur von ca. 80 °C herauskommt. Dieses Wasser ist seit Jahrhunderten in den Tiefen der Erde. Das Wasser wird auf Temperaturen abgekühlt, die für die Menschen erträglich sind. Es bringt wunderbare Erleichterungen bei Tausenden von leidenden Menschen, die überall im Körper Beschwerden haben! Dieses warme Mineralwasser ist sehr entspannend und heilkräftig. Viele Leute kommen aus allen Teilen der Welt, um in diesem heilenden Wasser zu baden. Ich habe einen Körper ohne Beschwerden, aber trotzdem nehme ich mir die Zeit, um mich an diesen warmen Mineralbädern zu erfreuen, denn diese sind beruhigend und entspannend für meinen Körper. Das ist auch der Grund, warum ich mir ein Haus in diesem Heilbad gebaut habe. Wann immer ich also mich zu entspannen wünsche und Ruhe haben will fern von den großen Städten, dann weiß ich, wohin ich gehe: nämlich zu meinem Zufluchtsort in der Wüste. Wir haben hier das „Engel-Hospital für behinderte Kinder" in unserer Stadt, und es ist weltberühmt für Wunder, die sich bei verkrüppelten Kindern ereignen. Es tut jedesmal meinem Herzen gut, wenn ich die Kinder besuche und sehe sie dann in ihrem heißen Mineralwasserschwimmbad herumtollen. Obwohl viele Kinder nicht gehen können, wenn sie hier ankommen, so lernen sie bald, wie sie im Bad schwimmen können, und damit wird in ihren kleinen Körpern Selbstvertrauen aufgebaut! Diese Wasser-Therapie plus der physikalischen Therapie hat Wunder bewirkt!

Ähnliche heiße Thermen gibt es in vielen Gebieten der Welt wie in Deutschland, Frankreich, Italien, Österreich usw.

Die Meere enthalten 97,2 % allen Wassers. Dieses bewegt sich in enormen Gezeitenströmen, in Wellen und Windungen, um sich auf die felsigen Ufer mit Gewalt zu stürzen. Durch den Wellenschlag werden Felsen und Steine zu Sand zerrieben. Wo vulkanische Eruptionen sich in die See ergossen haben, wird dieses vulkanische Material im Laufe der Zeit ebenfalls zu Sand zerkleinert, und daher haben die Kanarischen

Inseln und die von Hawaii und Tahiti schwarze Sandstrände. Die See gewinnt immer den Kampf mit der Erde. Geologen lehren uns, daß irgendwann in ferneren Zeiten der höchste Berg eingeebnet sein wird und unter der Meeresoberfläche verschwindet und daß dann der Zyklus der Vulkan-Ausbrüche aufs Neue beginnt. Vor Äonen von Jahren waren die Gletscher so zahlreich, daß der Spiegel der Meere um 100 m fiel und Landbrücken zwischen England und Frankreich erschienen. Dies geschah auch zwischen Sibirien und Alaska. Das kann vielleicht auch einige der geheimnisvollen unerklärlichen frühzeitlichen Völkerwanderungen erklären.

Die Niagarafälle begehen einen langsamen Selbstmord

Vor einiger Zeit wurden die Niagarafälle umgeleitet, um festzustellen, ob die Fels-Erosion gestoppt werden könnte. Menschen können es aber nicht aufhalten. Der Niagarafluß gießt 13 Millionen cbm Wasser pro Sekunde über die Kante der Fälle. In etwas mehr als 20.000 Jahren wird der Niagara-Wasserfall bis zum Erie-See zurückgegangen sein. Dann ist er ein ebener Fluß.

Der berühmte Ozeanforscher Columbus Iselin schalt die Wissenschaft, indem er schreibt: „Das Meer produziert genau so viel Nahrungsmittel wie das Land. Der Mensch aber nimmt nur etwa ein Prozent seiner Nahrung aus dem Meer." Der Mensch ist mehr daran interessiert, die unbekannte Dunkelheit des fernen Weltraums zu erforschen, als den Reichtum der Meere.

Der Mensch kann nicht ohne Wasser leben

Das Menschen-Dasein auf der Erde hängt vom Wasser ab. Bitte betrachten Sie dies nicht als selbstverständlich. Dieses Buch wird Sie über den Wert reinen Trinkwassers informieren und wird Ihnen helfen, bei guter Gesundheit zu bleiben. Diese Informationen werden Ihnen auch helfen, Ihr Leben zu verlängern und dabei vitaler und fröhlicher zu sein und sich jeden Tag Ihres Lebens auf dieser schönen Erde zu erfreuen.

Die fünf wichtigen Bausteine der Gesundheit
Luft – Wasser – Sonnenschein – Nahrung – Bewegung

Nach Sauerstoff ist Wasser die wichtigste Substanz im Körper. Der Wassergehalt des Körpers eines erwachsenen Mannes mit einem Gewicht von 70 kg beträgt etwa 42 Liter. Die tägliche Wasserabgabe (Schweiß, Atem, Urin, Darm) beträgt etwa 2½ Liter. Die Temperatur des Körpers wird durch Wasser geregelt. Die durchschnittliche Körpertemperatur liegt bei ca. 36,5 °C. Überschreitet sie diesen Wert, haben wir Fieber und unterschreitet sie ihn, sind wir physisch unterkühlt. Das Blut des Körpers besteht zu 92 % aus Wasser. In den Eingeweidesäften, dem Speichel und den Säften des Magens und der Bauchspeicheldrüse sind es fast 98 %.

Viele Menschen sehen regelrecht vertrocknet aus. Ihre Haut sieht aus wie Pergamentpapier, vertrocknet, verwelkt und alt. Betrachtet man die Hände vieler Menschen, so kann man auch hier feststellen, daß sie welk und alt aussehen. Man sieht außerdem Falten auf der Stirn und um die Augen herum. Über die Augen scheint ein Vorhang aus eingetrockneter Haut gezogen zu sein. Diese Menschen scheinen aus kleinen Augenschlitzen zu blinzeln, um überhaupt etwas sehen zu können.

Mehr als 50 % aller Menschen aus der westlichen Zivilisation sind chronisch verstopft, was ein weiteres Zeichen der Austrocknung ist. Andere Menschen wiederum leiden an scharfem, ätzendem Urin. Auch das ist ein Zeichen von Wassermangel.

Kochsalz – Ein Gesundheitssaboteur

Die andere Seite eines gestörten Wassergleichgewichts ist der aufgeschwemmte Mensch: durch übermäßige Verwendung von Salz und salzhaltiger Nahrung. Die Folge sind aufgeschwemmte Körper! Man kann Kinder von 7 – 8 – 9 und 10 Jahren und älter finden, die so mit Wasser aufgeschwemmt sind, daß sie grotesk aussehen. Einige dieser Jungen und Mädchen haben aufgedunsene und alt aussehende Körper. Man betrachte auch die Erwachsenen mit aufgedunsenen Mondgesichtern, geschwollenen Armen und Bäuchen, Beinen, Knöcheln und Fußgelenken.
Die Menge Wasser, die der Körper benötigt, hängt von der Temperatur, dem Klima, der jeweiligen Tätigkeit und dem allgemeinen Gesundheitszustand ab. Wenn man ein Glas Wasser trinkt, so geht es in den Magen. Ein Teil des Wassers wird dann sofort durch die Magenwände hindurch vom Blutstrom absorbiert. Der restliche Teil geht in den Darm, um dort die gegessenen

Speisen in einem flüssigen Zustand zu halten, während sie verarbeitet werden. Dieser restliche Teil des Wassers wird dann später direkt vom Blut aufgenommen. Das richtige Wasser ist eines der besten natürlichen Schutzmittel gegen alle Arten von bakteriellen und Virusinfektionen wie z. B. Grippe, Lungenentzündung, Keuchhusten, Masern und andere ansteckende Krankheiten.

Während der sogenannten Hongkong-Grippe rieten viele Ärzte zu Bettruhe und zum Trinken von viel Wasser. Wenn die Körpergewebe und Zellen immer mit der richtigen Menge Wasser versorgt bleiben, können sie Virus-Angriffe besser abwehren. Wenn aber die Körperzellen unter Wassermangel leiden, werden sie trocken und welk und machen es den Viren leicht.

Wasser hat wichtige Funktionen im Körper: Wasser ist ein vitaler Faktor in allen Körperflüssigkeiten, Geweben, Zellen, Lymphe, Blut und allen Drüsensekreten; Wasser hält alle Nährsubstanzen in Lösung und wird als Transportmittel zu den verschiedensten Teilen des Körpers benötigt; es hält Gifte und Körperabfälle in Lösung und dient auch hier wieder als Transportmittel bei diesen Stoffen; die Schleimhäute brauchen viel Wasser, damit sie weich, geschmeidig und frei von Verletzungen auf ihren empfindlichen Oberflächen bleiben. Flüssigkeit ist notwendig für die richtige Verdauung von Nahrungsmitteln. Der Magen funktioniert als kraftvolle Presse, die die Kost in kleine Teilchen aufbricht.

Wasser spült Giftstoffe aus dem Körper

Eine der wichtigsten Funktionen des Wassers besteht darin, Giftstoffe und Salze aus dem Körper herauszuspülen. Leider verzehren die Menschen überall auf der Welt große Mengen Salz. Jedoch gibt es ganze Volksgruppen, die seit Jahrhunderten bis heute noch nicht einmal wissen, was Salz ist und die trotzdem gesund und glücklich sind.

Die Japaner sind als die größten Salz-Verbraucher (Natriumchlorid) bekannt. Ein japanischer Bauer ißt 50–60 Gramm täglich und wenn er 60 Jahre alt wird, hat er durch seine Nieren 1.250 Kilogramm Salz in dieser Zeit ausgefiltert.

Die Amerikaner und Europäer stehen den Japanern im Salzverbrauch nicht viel nach. Nicht nur, daß sie viel Salz auf ihr Essen schütten, sie verzehren auch noch große Mengen salziger Lebensmittel wie Schinken, Speck, Wurst, Rauchfleisch und Rauchfisch, Kartoffelchips, gesalzene Nüsse und viele andere Dinge, die eine hohe Salzkonzentration haben. Kein Wunder, daß Herzkrankheiten der Killer Nr. 1 in Amerika und Europa ist. Kein Wunder, daß schon Menschen in ihren 30iger Jahren an Bluthochdruck, Nierenbeschwerden, Arthritis und an dem Beginn der häufigsten Todesursache – der Verhärtung von Arterien, Venen und Blutgefäßen – leiden. Die richtige Menge und reines Wasser helfen, den Cholesterinspiegel niedrig zu halten. Man denke daran, daß Wasser ein Spülmittel ist. Nach meiner Meinung ist reines Wasser das beste Tonikum der Natur für Schönheit und Gesundheit.

In meiner langen Karriere als Ernährungs- und Konditions-Berater der bedeutendsten Film- und Fernseh-Stars in Amerika habe ich folgendes festgestellt: Wenn ich die Stars veranlassen konnte, reine Flüssigkeiten zu trinken, dann behielten sie ein jugendliches Aussehen und eine entsprechende Figur sehr viel länger, als die Menschen, die normales Leitungs- oder Mineral-Wasser trinken.

Reines Wasser erhält die Zellen des Körpers und verhindert ihre Austrocknung. Gesicht und Hals haben weniger Alterslinien und Falten, Gesicht und Körper bleiben länger jugendlich.

Wasser ist wichtig für eine strahlende Gesundheit

Menschen, die die richtigen Flüssigkeiten in den richtigen Mengen trinken (dampf-destilliertes Wasser, frisches Obst und Gemüse und deren Säfte), haben einen besseren Kreislauf. Dies ist äußerst wichtig für eine gute Gesundheit und ein langes Leben.
Meiner Meinung nach trägt reines Wasser dazu bei, die geistigen Kräfte und die Fähigkeiten des Gehirns zu verbessern. Ich bin überzeugt, daß man dadurch besser denken kann. Ein Mensch hat 15 Milliarden Gehirnzellen, die zu 70 % aus Wasser bestehen. Weiterhin glaube ich, daß ein ausgesprochen nervöser Mensch und/oder ein solcher, der von seinen Sorgen und Problemen geistig verwirrt ist, glatt vergißt, genügend Wasser oder andere Flüssigkeiten zu trinken. Stattdessen putscht er sich mit Alkohol, Tee, Kaffee und Cola auf. Dadurch verschlimmert er jedoch seine nervösen Zustände. Die

Säurebildung im Magen wird stark erhöht, ohne daß Nahrung oder Wasser zum Verdünnen vorhanden ist. So leidet er dann auf der Höhe seiner Nervosität und Depression auch noch an zuviel Magensäure, Herzdrükken, Blähungen und anderen Beschwerden. Anstatt nun genügend Wasser zu trinken, dopen sich diese Menschen noch mit Aspirin, Zigaretten und anderen stimulierenden Mitteln.

Erinnern wir uns daran, daß die Nerven die richtigen Mengen Wasser brauchen, um einwandfrei und beschwerdefrei zu funktionieren. Man kann förmlich sehen, daß es möglich ist, an „Wasserhunger" zu leiden. Hier wird nun ein Weg gezeigt, wie Sie sich selbst zu einer guten Gesundheit verhelfen können – der Weg führt über natürliche Flüssigkeiten. Ausdrücklich aus diesem Grund habe ich dieses Buch geschrieben, damit Sie die Kenntnisse gewinnen, die Sie brauchen, um die richtige Art und Menge der Flüssigkeit auszuwählen, die Ihr Körper so dringend braucht.

Ich lade Sie ein, sich an der Gabe der Natur – einer strahlenden Gesundheit – zu erfreuen.

Der Mensch besteht zu 65 % aus Wasser

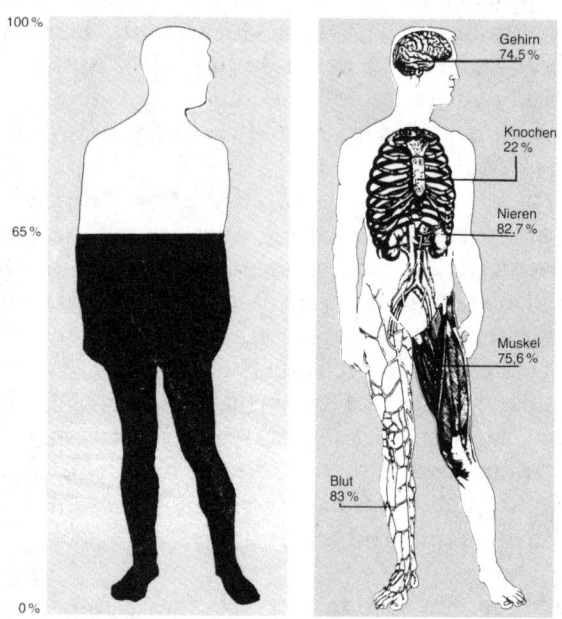

Obwohl die durchschnittliche Wassermenge beim menschlichen Körper 65 % beträgt, variiert der tatsächliche Gehalt von Mensch zu Mensch stark, ebenso bei den verschiedenen Körperteilen. (Siehe obige Abbildungen.) Ein schlanker Mann kann vielleicht bis zu 70 % seines Gewichts aus Körperwasser bestehen, während eine Frau mit einem größeren, wasserarmen Fettgewebe vielleicht nur 52 % Wasser enthält. Die Verminderung des Wasserbestandes im Blut alarmiert den Hypothalamus. Der Hypothalamus ist selbst das Zentrum für den Wasserhaushalt des Körpers.

*Wasser ist das beste Getränk für einen weisen Mann! –
Henry Thoreau*

Eine Gesundheits-Botschaft, die 100 Jahre unserer Zeit voraus ist

In Ihnen findet eine wundervolle Verwandlung statt, wenn Sie das richtige Trinkwasser für sich entdecken.

Ich bin ehrlich davon überzeugt, daß ich das größte Gesundheitsgeheimnis der Welt entdeckt habe. Seit über 50 Jahren habe ich auf dem Krankheits- und Altersgebiet geforscht. Ich glaube, daß ich schließlich die Antwort auf die Frage gefunden habe, warum der Mensch krank wird, vorzeitig altert und früher stirbt, ehe an sich seine Zeit abgelaufen ist. Lesen Sie dieses bemerkenswerte Buch und lernen Sie, warum diese Schrift für Sie von so großer Bedeutung ist.

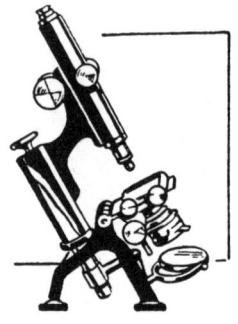

Stellen Sie sich selbst folgende Fragen:

- Was muß ich tun, damit chemische Stoffe und anorganische Mineralien nicht mein Gehirn und meinen Körper in Stein verwandeln?

- Was muß ich tun, damit meine Gelenke nicht verkalken und steif werden?

- Wie kann ich die Bildung von Steinen in der Galle, in den Nieren und in der Harnblase verhüten?

- Wie kann ich es verhindern, daß sich meine Arterien und Venen und die Kapillargefäße nicht unnatürlich verhärten?

- Wie kann ich länger jung bleiben?

- Wie kann ich vorzeitiges Altern verhindern?

Sie finden die Antworten, wenn Sie dieses Buch lesen!

Trinkwasser enthält schädliche Chemikalien

Mit der gewissenhaften Präzision eines verantwortungsbewußten Wissenschaftlers wird die außerordentliche Gefahr des Trinkens von normalem Wasser, das mit industriellen Chemikalien und anorganischen Mineralien angereichert ist und des Verwendens des üblichen Speisesalzes beschrieben. Es wird erklärt, warum Chlorieren der öffentlichen Wasservorräte nicht so harmlos sein kann, wie es den Anschein hat. Erinnern Sie sich:

Chlor und die verschiedenen Chlorverbindungen sind sehr aggressive Oxydations- und Bleichmittel. Wenn der Chlorgehalt in unserem Trinkwasser groß genug ist, daß wir den Geschmack und Geruch wahrnehmen, geht eine genügend große Menge in unseren Verdauungstrakt ein, um die dort befindlichen notwendigen und hilfreichen Bakterien zu zerstören und uns der wichtigen Vitamine zu berauben, die diese Bakterien für uns produzieren.

Es wird berichtet, wie Trinkwasser künstlich mit Fluor versetzt wird. Dieses Wasser wird bereits von vielen Millionen menschlicher Versuchskaninchen in Amerika und anderen Ländern getrunken. Ein Experiment, was von weniger risikobereiten Nationen mit Sorge und Erstaunen beobachtet wird.

Es wird weiter berichtet, wie anorganisches Salz viele Beschwerden im Körper verursachen kann. Ich bin überzeugt, den Grund gefunden zu haben, warum wir mehr Krankenhäuser, Schwestern, ärztliche Einrichtungen, studierte Ärzte und andere Heiler und auch mehr medizinische Fakultäten an den Universitäten haben, als es je vorher in der Geschichte der Fall war. Ich bin weiterhin davon überzeugt, die Ursache gefunden zu haben, warum immer mehr Menschen an Degenerationskrankheiten vor ihrer eigentlichen Zeit sterben. Solche Krankheiten sind Herzkrankheiten, Arthritis, Nierenkrankheiten, Verhärtungen der Arterien.

Wir haben weiterhin die größte Zahl von geistig behinderten Kindern. Dazu auch körperlich entstellte und verkrüppelte Kinder, mehr als je in der Geschichte der Menschheit.

Von Anfang bis zum Ende ist dieses Buch spannend – ein erschreckendes, aber sehr nützliches Buch. Dieses Buch wird eine Quelle der positiven und praktischen Einsicht für jeden sein, der echt daran interessiert ist, sich mit den Problemen der Rückgewinnung und Erhaltung einer guten Gesundheit zu befassen. Es wird der Weg gezeigt, wie man gesunder, vitaler, glücklicher wird, und wie man kraftvolle Jahre seinem Leben hinzufügen kann. Lesen Sie dieses Buch und entdecken Sie einige aufklärende Tatsachen über Ihre Chancen, sich noch vieler kommender Lebensjahre zu erfreuen.

Die schockierende Wahrheit über Wasser

„Wasser! Wasser! Überall ist es – aber ist es zum Trinken geeignet?"
Von all den Milliarden Litern frischen Süß-Wassers auf der Erde gibt es nur wenig reines, trinkbares Wasser.
Wasser ist eine chemische Verbindung mit der Formel H_2O und sie ist die am meisten vorhandene und die am weitesten verbreitete Substanz auf der Erdoberfläche. In der Natur kommt es in verschiedenen Zuständen vor – fest, flüssig und gasförmig. Diese sind bekannt als Eis und Schnee, Wasser und Wasserdampf. Wasser aus seinen Bestandteilen Wasserstoff und Sauerstoff befindet sich in unterschiedlichen Mengen in allen natürlichen Nahrungsmitteln. Es ist ein unentbehrliches Lösemittel bei allen physiologischen Funktionen des Körpers und in jeder Art von Leben.

Der schwarze Tod (Pest)
Verunreinigtes Wasser

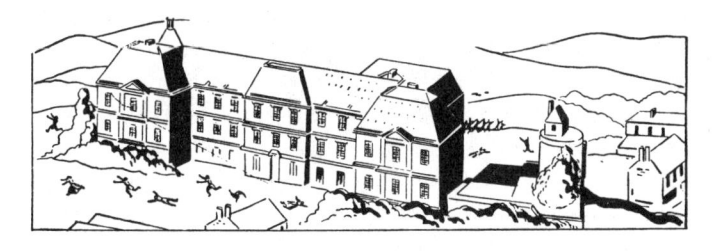

Der „schwarze Tod" hat im 14. Jahrhundert in Europa ein Drittel der gesamten Bevölkerung dahingerafft. Diese Pest wurde durch verseuchtes Wasser mit verursacht. Die Epidemien nahmen ihren Anfang von verseuchten Ratten, deren Flöhe auf Menschen übergingen; bei Lungenpest – dann auch Weiterinfektion direkt von Mensch zu Mensch. Sogar heute noch ist in vielen Teilen der Welt das Trinkwasser ungeeignet.

Der Körper braucht Wasser, aber bitte beachten Sie, es muß naturreines Wasser sein, Wasser, das zu 100 % aus Wasserstoff und Sauerstoff besteht. Dieses reine Wasser kommt aus zwei Quellen:

1.) Aus frischen, organisch gezogenen Gemüsen und Früchten.

2.) Aus destilliertem Wasser, das über die Dampfmethode hergestellt wurde.

Viel von unserem Wasser ist verseucht. Es ist heutzutage schwierig, Wasser zu finden, das nicht bis zu einem gewissen Grade verunreinigt ist, egal ob es sich um Wasser aus Bächen, Flüssen, Seen, Brunnen und Quellen handelt. Deshalb ist eine Chlorbeigabe nötig, um das Wasser für Trinkzwecke brauchbar zu machen. Aber ist es dann wirklich „gut zum Trinken" geworden? Denken wir daran, die Wasserwerke verwenden anorganischen Chlor, um die Bakterien des verunreinigten Wassers zu bekämpfen. Alaun[1] und viele andere anorganische Chemikalien werden weiterhin benutzt, um unsauberes Wasser zu reinigen. Zusätzlich zu diesen anorganischen Chemikalien wird dem Trinkwasser in vielen Fällen noch anorganisches Natriumfluorid zugesetzt. Nach meiner Meinung ist dies das Übelste, was dem Wasser für Trinkzwecke zugesetzt werden kann.

---

[1] Anmerkung der Redaktion: Kalium-Aluminium-Sulfat ist im Deutschen Ärztebuch (DAB) unter den beiden Namen „Alumen" und „Alaun" aufgeführt. „Alaune" im weiteren Sinne sind Chemikalien der gleichen Kristallform wie Kalium-Aluminium-Sulfat. Alaun ist in kleinen Spuren in einigen deutschen Heilquellen enthalten, ob auch im normalen Grundwasser, darüber ist uns nichts bekannt. Wahrscheinlich ist es in USA häufiger im Wasser enthalten als hier.

Anorganische kontra organische Mineralstoffe

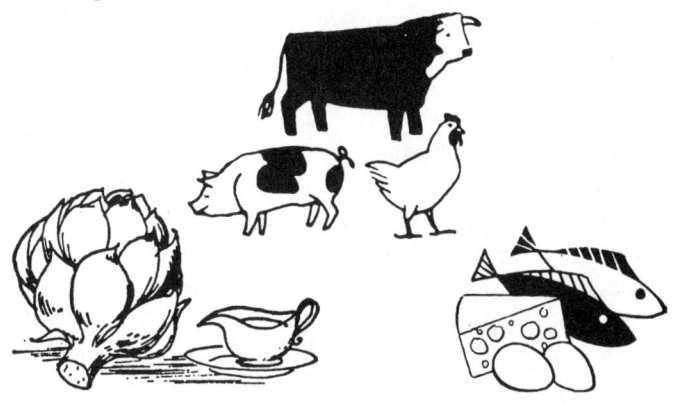

Ich darf Ihnen nun eine kurze Lektion in Chemie geben. Es gibt zwei Arten von chemischen Stoffen – anorganische und organische. Anorganische chemische Stoffe wie Chlor, Alaun und Natriumfluorid können nicht in gesunder Weise von den lebendigen Geweben des Körpers verarbeitet werden. Der Chemismus unseres Körpers besteht aus 19 organischen Mineralien, die von lebenden Substanzen stammen müssen oder von Substanzen, die einmal gelebt haben. Wenn wir einen Apfel oder irgendeine andere Frucht oder ein Gemüse essen, so ist dies lebende Substanz. Diese hat eine bestimmte Lebensdauer, nachdem sie von der Staude oder vom Baum gepflückt worden ist. Das gleiche gilt für tierische Nahrung wie Fisch, Milch, Käse, Eier. Organische gebundene Mineralien sind unumgänglich, um uns lebendig und gesund zu erhalten. Würden wir auf eine unbewohnte Insel verbannt, wo nichts wächst, so würden wir den Hungertod sterben. Obwohl der Boden unter unseren Füßen 16 anorganische Mineralstoffe enthält, kann unser Körper diese nicht wirksam genug aufnehmen und verarbeiten, um unser Leben zu erhalten. Nur lebende Pflanzen haben die Fähigkeit, anorganische Mineralstoffe wie Calcium, Natrium, Magnesium und Metallverbindungen aus der Erde aufzunehmen.

Als ich vor einer Reihe von Jahren an einer Expedition in China teilnahm, litt ein Teil des Landes an Dürre und Hungersnot. Mit meinen eigenen Augen sah ich arme, verhungernde Menschen Erde erhitzen und essen, da es keine Nahrung gab.

Sie starben eines qualvollen Todes, da sie keinerlei Nährwert aus den anorganischen Mineralstoffen der Erde erhielten.

Seit Jahren höre ich, daß gewisse Wasser „reich an allen nötigen Mineralien" seien. Welche Art Mineralien sind hier gemeint? Anorganisch oder organisch? Menschen haben nicht den gleichen chemischen Haushalt, den eine Pflanze hat. Ich wiederhole nochmals – nur eine lebende Pflanze ist in der Lage, ein anorganisches Mineral in ein organisches Mineral zu verwandeln! Während Sie dieses Buch lesen, werden Sie erfahren, welchen Schaden anorganische Mineralstoffe Ihrem Körper und Ihrem Gehirn zufügen können.

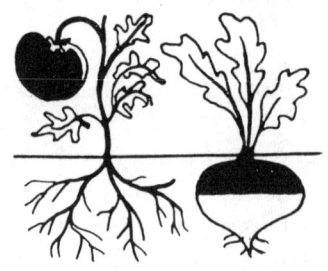

Meine Jugend verbrachte ich auf einer Farm in Virginia, wo wir Milchvieh züchteten.

Verkäufer kamen zu unserer Farm, um uns die verschiedensten Sorten von Futter für die Tiere zu verkaufen. Ich erinnere mich noch sehr gut daran, wie mein Vater Viehfutter kaufte, das die Bezeichnung „Das wertvolle Mineralviehfutter" trug. Es sollte eine Menge Kalzium, Magnesium und andere wichtige Mineralsalze enthalten, die helfen sollten, kräftige Kühe mit einer besonders großen Milchproduktion aufzuziehen. Jedoch alle Mineralien in diesem „wertvollen" Viehfutter stammten aus anorganischen Quellen: Kohlensaurer Kalk, Kohlensaures Magnesium usw. meist von pulverisiertem Kalkstein. Als dieses anorganische Mineralgemenge der organischen Nahrung beigemischt wurde, weigerte sich unser Vieh, dieses sogenannte „Kraftfutter" zu fressen! Ihr unverdorbener natürlicher Instinkt hat sie davor bewahrt, den pulverisierten Kalkstein zu sich zu nehmen.

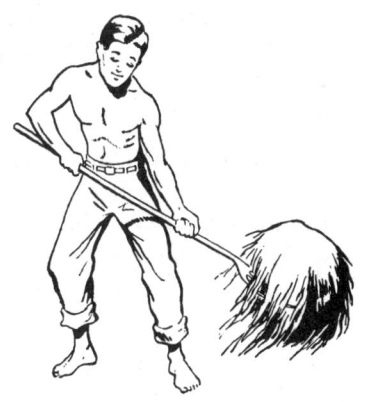

Unsere Nachbarfarmen haben die gleiche Erfahrung gemacht. Wir hörten später, daß dieses anorganische Viehfutter als wertlos vom Markt genommen wurde.

Schädliche anorganische Mineralsalze im Trinkwasser

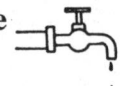

Wie bereits ausgeführt, werden Chloride, Alaun und andere anorganische Mineralien unserem Trinkwasser beigefügt. Zusätzlich werden noch weitere anorganische Mineralien verwendet, so z. B. Kalziumkarbonat und seine chemischen Verwandten wie Magnesiumkarbonat, Kaliumkarbonat und weitere.

Halten Sie sich bitte immer vor Augen, daß der menschliche Körper nur Wasserstoff und Sauerstoff als natürliche Lösungsmittel in der Körperchemie benötigt.

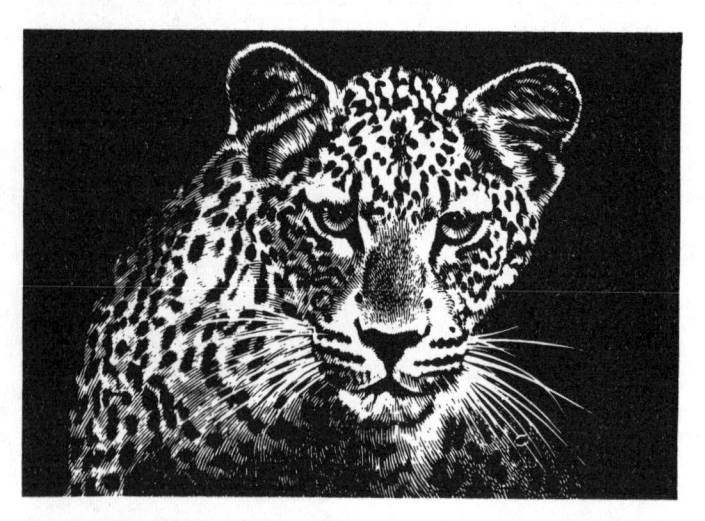

Dieses wilde Tier im tiefen afrikanischen Busch kann durch das Trinken harten Wassers, das es in vielen Teilen Afrikas gibt, vorzeitig sterben. Es sei denn, es stirbt schon vorher im Kampf mit anderen Tieren.

Der Körper benötigt eine dauernde Wasserzufuhr. Woher bekommt man es? Selbst unbehandeltes, sogenanntes „klares" Wasser aus Quellen, Brunnen usw. enthält fast immer einige anorganische Mineralien, wie wir später noch sehen werden. Es ist eine Ironie der Natur: Ohne Wasser kann der Mensch kaum mehr als 74 Stunden sein, ohne in ein Halbkoma zu fallen. Aber die meisten Wasservorkommen enthalten genau die anorganischen Chemikalien, die ein vorzeitiges Altern bei Menschen und Tieren verursachen.

Wie schon erwähnt, gibt es Bestrebungen, das gesamte Trinkwasser mit Natriumfluorid zu versetzen. Dieser Stoff ist ein Abfallprodukt bei der Erzeugung von Aluminium.

Fluor ist ein tödliches Gift

Millionen Menschen wurden einer Gehirnwäsche unterzogen, damit sie glauben sollen, daß der Zusatz von Natriumfluorid zum Trinkwasser den Zahnverfall bei unseren Kindern vermindert. In Amerika nehmen etwa 80 Millionen Menschen, ohne darüber nachzudenken, eine tägliche Dosis Natriumfluorid mit ihrem Trinkwasser zu sich.

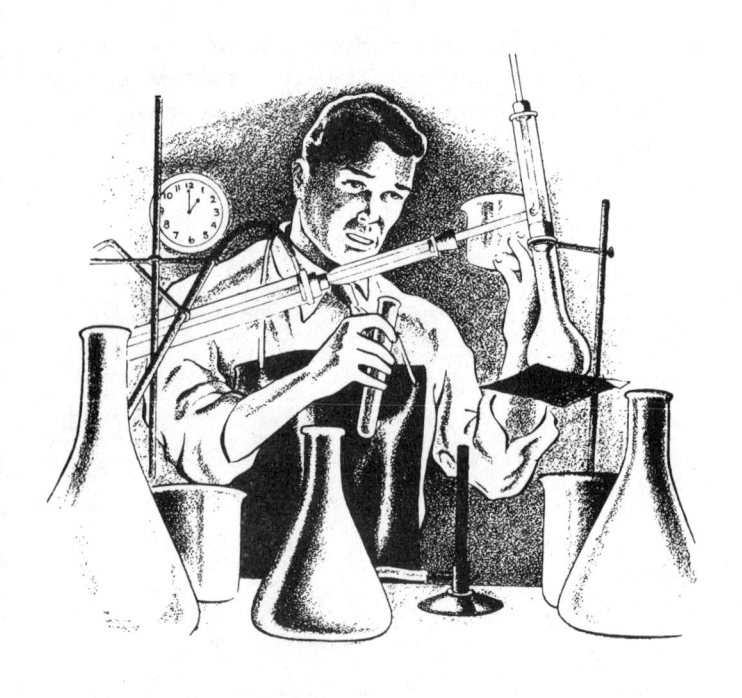

Viele Chemiker bestätigen, daß die Beimischung von Fluor zu Trinkwasser ein großer Fehler ist.

Fluor gehört zu den chemischen Stoffen, die die Atombombe möglich gemacht haben.
Der einzige wissenschaftliche Weg, die Mengen fusionierbares Uranium 235 freizusetzen, das in der trägen Masse des U 238 begraben war, bestand darin, daß man gasförmiges Uranium-hexafluorid durch die vielen Felder der porösen Barrieren zwängt und so allmählich das kostbare Element konzentrierte.
„Hex" wurde dieser Stoff genannt. „Hex" nahm seinen tödlichen Zoll, zerstörte Barrieren, fraß Röhren und Pumpen auf und schuf eine fürchterliche Gefahr durch Strahlung.

Millionen Amerikaner trinken Wasser mit aufgelöstem Natriumfluorid. In Verbindung mit Natrium ist Fluor nicht so aggressiv wie „Hex" – aber giftig genug, um in höherer Konzentration als Vernichtungsmittel für Ratten zu dienen. Außerdem ist es ein an erster Stelle stehendes Unkrautvernichtungsmittel (Pestizid).
Laut Regierungsverordnung soll Fluor in einem Verhältnis von 1,2 Teilen per Million (PPM) dem Trinkwasser beigefügt werden und soll lt. Erklärung des U. S. Public Health Service (Öffentlicher Gesundheitsdienst) „absolut sicher für den menschlichen Gebrauch" sein. Jeder qualifizierte Chemiker weiß aber, daß „absolute Sicherheit" eine Illusion ist!

Hintergrundgeschichte der Fluoridisierung von Trinkwasser

Im Jahre 1939 beauftragte ein bekanntes Institut im Osten der USA ihren Biochemiker, einen Verwendungszweck für Natriumfluorid zu finden, welches als Abfallprodukt bei der Aluminiumherstellung anfiel. Mindestens noch 45 andere Industriezweige hatten ebenfalls Probleme bei der Entsorgung von Fluoriden. Viele Firmen wurden mit kostspieligen Schadenersatzprozessen belastet aufgrund der schädlichen Wirkungen, die das Gift auf Vieh und Getreide hatte. Hersteller von Ziegel, Stahl, Düngemittel, Öl-Raffinerien, Metallschmelzen, Dachziegel, keramischen Erzeugnissen und eine ganze Reihe von Atom-Kraftwerken waren davon betroffen.

Die Kosten für die Beseitigung dieser chemischen Stoffe waren sehr hoch. Könnte man nicht dieses Abfallprodukt stattdessen irgendwie nutzbringend verwenden? Nun, der Biochemiker war ein intelligenter und findiger Mann. Warum sollte man die Fluoride nicht im Trinkwasser auflösen? Der Biochemiker hatte keine medizinische Ausbildung und er hatte auch nicht eine einzige klinische Untersuchung über die Wirkung von Natriumfluorid auf die Vorgänge im menschlichen Körper durchgeführt. Seine Idee wurde begeistert von den Firmen aufgegriffen, die von den Abfällen des Natriumfluorids geplagt wurden. Der nächste Schritt war einfach. Man gab die Idee den Werbeagenturen und veranlaßte sie, die öffentliche Meinung einer Gehirnwäsche zu unterziehen. Man verkündete, daß die bedeutendste Maßnahme der Neuzeit für die Gesundheit entdeckt worden sei. Dann gab man dem Volk eine „gefühlstriefende" Geschichte, es ist ja so leichtgläubig. Wenn es sich wissenschaftlich anhört, wird das Volk anbeißen und den Köder mit Haken und Leine schlucken. So wurde die tolle Geschichte benutzt, daß Natriumfluorid im Trinkwasser den Zahnverfall bei Kindern verhüten würde. Diese Art von Verkaufswerbung erzielte ein positives Echo. Endlich gab es einen Weg, den Zahnverfall zu verhindern.

Jeder intelligente und denkende Mensch weiß, daß Zahnverfall von falscher Ernährung kommt, besonders durch die Verwendung von raffiniertem weißen Zucker.

– Wenn Lebewesen alle die Folgen ihrer Taten sehen würden, würden sie mit Sicherheit sich haßerfüllt umwenden und sie verlassen, weil sie den sich daraus ergebenden Ruin fürchten würden.
'F'shuing Tsan K'ung

– Ich habe durch Fasten eine vollkommene Gesundheit gefunden, ein neuer Seinszustand, ein Gefühl von Reinheit und Glück, etwas, was den Menschen unbekannt ist) . . .
Upton Sinclair

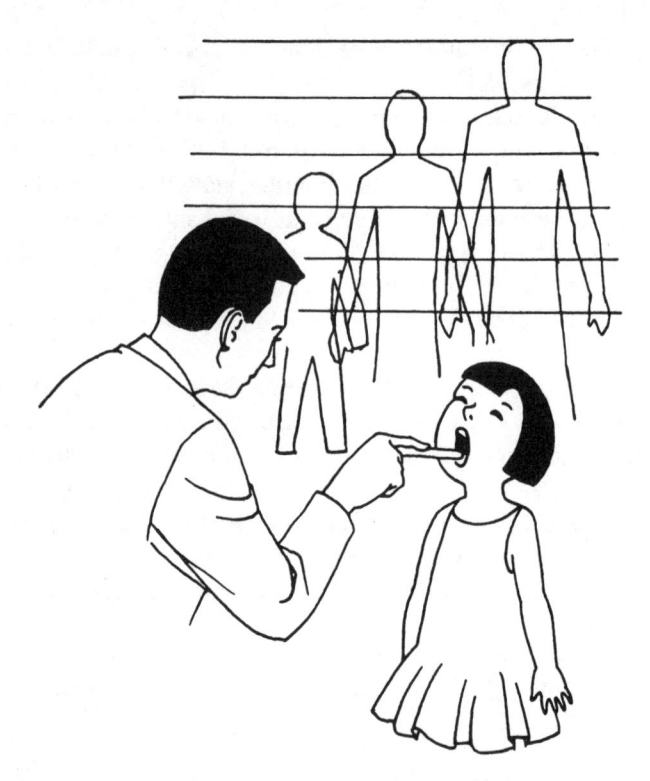

Falsche Ernährung, raffinierte Zuckererzeugnisse und süße Getränke, Bonbons usw. verursachen den weitverbreiteten Zahnverfall.

Großfirmen und große Berufsorganisationen halten in bestimmter Weise zusammen. Man muß beachten, daß sie die meisten Nachrichtenmedien auf ihrer Seite haben, denn durch deren Haupteinnahmequelle – der Werbung – üben sie wirtschaftliche Kontrolle aus.
So führten die großen Geschäfts- und Berufsorganisationen mit Hilfe der Zeitungen, Zeitschriften, Rundfunk

und Fernsehen die Gehirnwäsche hinsichtlich des Natriumfluorides durch. Jeder, der den Zusatz von Natriumfluorid infrage stellte, wurde als dumm, unehrlich, blöd, uninformiert und rückständig bezeichnet. Die meisten Ärzte und Zahnärzte kapitulierten gegenüber diesen mächtigen Kräften, da sie befürchteten, bei ihren Patienten in einen schlechten Ruf zu kommen.

Allerdings finden sich immer ehrliche und aufrichtige Fachleute, die für die Wahrheit kämpfen, egal wie sehr man versucht, sie lächerlich zu machen.
Außergewöhnlicher Druck wurde auf die städtischen und staatlichen Stellen ausgeübt, damit dem Trinkwasser das Fluorid beigefügt werden sollte. Sie wissen, wie sie städtische und staatliche Beamten dazu bringen können, so zu denken, wie es gewünscht wird.

Trinken Sie kein Wasser, dem Natriumfluorid beigemischt ist!

Fluor ist eines der wirksamsten Gifte, die der Menschheit bekannt sind.

Alles, was die Firmen zu tun hatten, war, die öffentliche Meinung einer Gehirnwäsche zu unterziehen, damit diese die Behauptung akzeptiert, daß Fluor im Trinkwasser den Zahnverfall bei Kindern verhütet. Man brauchte nur die nationalen Nachrichtenmedien zur Propaganda einzusetzen und ihre mächtigen Lobbies auf allen Ebenen der Verwaltung zu aktivieren – sowohl national als auch bei den Ländern und Städten.

Das Trinkwasser wird nun in vielen Städten in USA mit Fluorid versetzt. Nach meiner Meinung werden heutzutage viele Todesfälle durch Arterien verursacht, die vorzeitig aufgrund des Natriumfluorids gealtert sind. Aber nicht nur Arterien werden geschädigt, sondern auch das Herz, die Lungen, die Leber und andere lebenswichtige Organe.

Vor 100 Jahren hat weder Mensch noch Tier unter den Gefahren einer Vergiftung durch Fluor (Natriumfluorid) zu leiden gehabt. Es wurde seinerzeit noch nicht verwendet!

„– Dokumentation: Die Wahrheit über die Verwendung von Fluoriden" von Peter Gray

In Europa wird Fluor Gott sei Dank nur begrenzt dem Trinkwasser zugesetzt. Dafür wird jedoch mit großem Reklameaufwand für fluoridhaltige Zahnpasten und Fluortabletten für Kinder geworben. Kaufen Sie nur fluoridfreie Zahnpasten und lassen Sie es nicht zu, daß Ihre Kinder in Kindergärten und Schulen Fluoridtabletten zu sich nehmen.

Wir leben in einer kranken Welt

Lesen Sie dieses Buch sorgfältig. Über 60 Jahre umfassende Forschung waren notwendig, um die Informationen zu erhalten, die Ihnen hier geboten werden. Ich bin ein unabhängiger Wahrheitssucher und ein Einzelgänger. Niemand übt eine Kontrolle über meine Aussagen aus. Keine Organisation beherrscht mich. Ich habe keinen Meister, dem ich dienen muß. Daher kann ich Ihnen die ehrliche Wahrheit bieten. Als Verfasser dieses Buches bin ich ein Mann einer Wissenschaft, der die Menschen lehrt, durch eine natürliche Lebensweise ein gesundes, vitales und jugendfrisches Dasein zu führen. Ich habe einen Großteil meiner Zeit in Laboratorien damit verbracht, lebende Materie zu studieren. Einen anderen gleichgroßen Teil meiner Zeit benutzte ich, um draußen in der Welt Menschen zu beobachten und zu studieren, um herauszufinden, warum sie krank, vorzeitig alt und senil werden, und warum sie lange vor ihrer eigentlichen Zeit sterben. Nach meiner endgültigen Erkenntnis macht der Mensch sich selbst krank und verkürzt sein Leben durch das universelle Lösemittel der Natur, das Wasser. Dazu kommen – Tabak und starke Stimulantien wie Alkohol, Kaffee, Tee, Cola-Getränke, süße Limonaden aller Art; außerdem hohe Konzentrationen an weißem raffiniertem Zucker, Zuckererzeugnisse, weißes und graues Mehl und Erzeugnisse daraus, geschälter weißer Reis, Kochsalz und gesalzene Nahrungsmittel; weiter zu vieles Essen und der Verzehr von toten Nahrungsmitteln ohne Vital- und Mineralstoffe, zu viele Fette mit gesättigten Fettsäuren (letztere füllen Arterien und andere Blutgefäße mit Cholesterin).

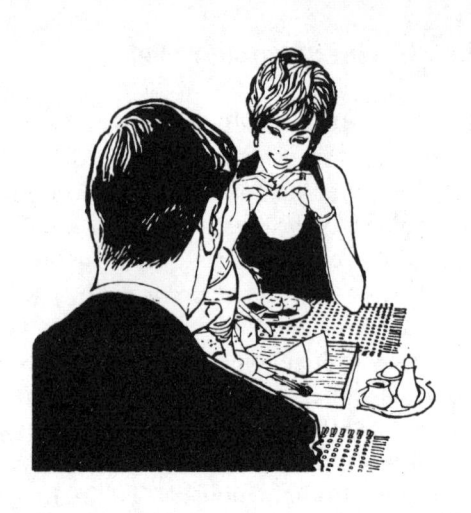

Nahrung kann Sie aufbauen oder zerstören. Sie können sich Ihr Grab mit Messer, Gabel und Löffel graben.

Diese schlechten Angewohnheiten, dazu der Mangel an Bewegung, Sonnenlicht und frischer Luft, all dies ergibt zusammen körperliche Untüchtigkeit. 97 % aller Menschen sind heutzutage körperlich nicht in Ordnung. 65 % haben Übergewicht. Die meisten Leute, die sich falsch ernähren, leiden unter starker Müdigkeit. Sie schleppen sich über den Tag hin und sind gezwungen, am Abend zum Einschlafen Schlaftabletten zu nehmen. Morgens nach dem Aufwachen nehmen sie eine „Energie-Pille" oder trinken starken Kaffee, um in Gang zu kommen. Physische Müdigkeit und Schlappheit machen

Was immer auch der Vater einer Krankheit sein kann, eine falsche Ernährung war die Mutter!

Herbert 1859

sie immer tatenloser. Sie haben nicht die Energie, um ein aktives körperliches Leben zu führen. Als Konsequenz daraus ergibt sich, daß ihre Muskeln im Äußeren und auch im Inneren an einer immer größer werdenden Schlaffheit leiden. Die größte „Krankheit" in der heutigen Zeit ist die physische Entartung des menschlichen Körpers.

Wir wollen uns mal unsere jungen Leute genauer ansehen. Nie in der gesamten Geschichte in sog. zivilisierten Ländern wurden von Menschen unter 30 Jahren mehr Medikamente genommen als heute.
Warum brauchen junge Menschen Medikamente, um funktionsfähig zu bleiben? Sehen wir doch einmal an, was sie heute essen – das besagt alles! Sie können ihrer täglichen Kost nicht die richtigen Nährstoffe entnehmen, und in ihrer Unwissenheit versuchen sie sich die fehlende Energie durch schädliche Stimulantien wie Tabak, Alkohol und Medikamente zu beschaffen. Und diese „drogenabhängigen jungen Menschen" sind die Eltern der zukünftigen Menschheit! Ich kann nur wiederholen: „Wir leben in einer kranken Welt, die jeden Tag kränker wird!"

Wir sind eine Gesellschaft von Pillenschluckern. Alle 24 Stunden werden in Amerika 30 bis 35 Tonnen Aspirin verbraucht.

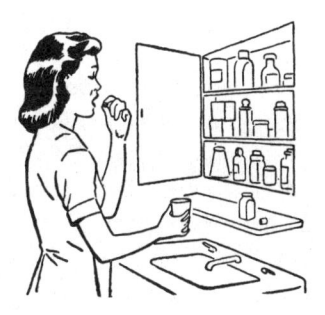

Dieser Mann ist ein Opfer chronischer Müdigkeit. Er leidet unter körperlicher und geistiger Erschöpfung, einem Zustand körperlichen Verfalls.

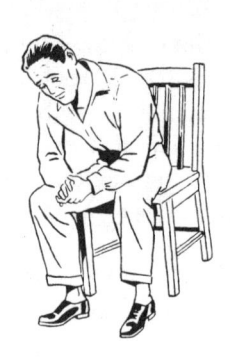

Nur wenige Menschen wissen um die Bedeutung der Gesundheit

Für viele Menschen ist die Gesundheit etwas, was sie nur schätzen, wenn sie sie verloren haben oder wenn sie in Gefahr sind, sie zu verlieren.
Gesundheit heißt im Englischen „Health" und ist ein altes anglo-sächsisches Wort und bedeutet „Gesundheit – Festigkeit" („Soundness"). Das Konzept von einem gesunden Geist in einem gesunden Körper (mens sana in corpore sana) gibt ein ehrliches Bild der völligen Gesundheit wieder. Wir brauchen das Adjektiv „gut" mit dem Wort „Gesundheit" nur dann zu verwenden, wenn wir als Gegensatz „schlechte Gesundheit" oder „fehlende Gesundheit" benutzen. Ein gesunder, vitaler und kraftvoller Körper und dazu ein wachsamer, aufmerksamer, gesunder Geist ermöglichen es uns Menschen einerseits, Frustrationen, Sorgen, Mühen, Anstrengungen und den Streß zu ertragen und andererseits die Freuden der Welt zu genießen, sogar in dem verdrehten, fieberhaften Zustand unserer Tage.

Wo eine robuste Gesundheit vorhanden ist, bemerkt man nicht die komplizierten Mechanismen und chemischen Vorgänge, die in uns vorgehen und die erst alles ermöglichen.

Wir nehmen unsere Gesundheit als selbstverständlich hin, wie den Mond oder die Sonne, und sind nicht einmal dankbar dafür. Morgens stehen wir nach einer gut durchschlafenen Nacht auf und sind bereit, die Arbeit des Tages zu bestehen. Am Ende des Tages sind wir angenehm müde. Innerhalb unseres Körpers laufen die wundervollen chemischen und mechanischen Vorgänge ab, die die Menschen kennen. Viele Vorgänge sind uns aber auch heute noch nicht bekannt.

Gesundheit wird nicht auf dem Markt gehandelt, denn sie ist ohne Preis.

Der wunderbare Mechanismus des Körpers

Wenn wir durchsichtig wären, so könnten wir jeden Morgen in uns hineinsehen und betrachten, wie die Lungen in ihren feinen Einheiten und Zellen die Luft aufnehmen. Wären wir Raucher, so könnten wir sehen, wie Nikotin und Teer diese schönen rosafarbenen gesunden Organe in ein schmutziges Schwarz verwandeln. Wir könnten das Herz erblicken, wie es Blut über komplizierte Kanäle von den Milliarden Körperzellen erhält, wie es pumpt und dann das Blut gereinigt und erneuert über einen anderen Weg zu den gleichen Zellen zurückschickt. Wir wären in der Lage, uns ein genaues Bild unserer Arterien und Venen und Kapillaren zu bilden. Wir könnten feststellen, wie stark die Schäden sind, die durch den Verzehr anorganischer chemischer Stoffe verursacht wurden. Es sind vor allem die chemischen Stoffe, die in unserem Trinkwasser enthalten sind bzw. beigefügt wurden.

Wenn wir unsere Arterien genauer betrachten, dann sähen wir, wie Kalziumkarbonate und ähnliche Verbindungen diese Röhren auskleiden und sie spröde machen und wie sie unseren Körper in Stein zu verwandeln beginnen. Wenn wir doch sehen könnten, was anorganische Chemikalien unseren Arterien antun, wir würden sicherlich die Ratschläge dieses Buches befolgen! Denken Sie daran: Wir sind so jung, wie es unsere Arterien sind!

Wenn wir in uns hineinsehen könnten, würden wir auch den Verdauungsapparat betrachten können, und wie er wunderbare Verwandlungen bei unserer Nahrung und den Getränken vollbringt, die wir zu uns nehmen.

Pupillenverengerer
Ziliarganglion

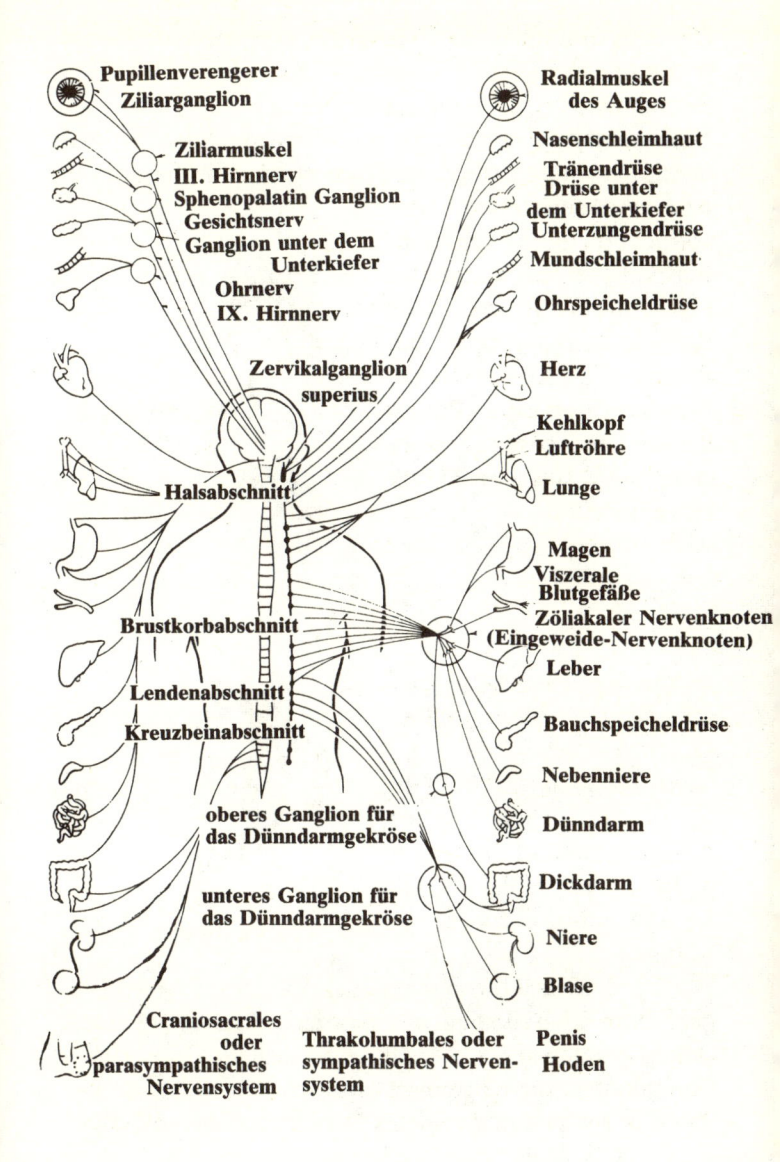

Radialmuskel des Auges

Ziliarmuskel
III. Hirnnerv
Sphenopalatin Ganglion
Gesichtsnerv
Ganglion unter dem Unterkiefer
Ohrnerv
IX. Hirnnerv

Nasenschleimhaut
Tränendrüse
Drüse unter dem Unterkiefer
Unterzungendrüse
Mundschleimhaut

Ohrspeicheldrüse

Zervikalganglion superius

Herz

Kehlkopf
Luftröhre

Halsabschnitt

Lunge

Magen
Viszerale Blutgefäße

Brustkorbabschnitt

Zöliakaler Nervenknoten
(Eingeweide-Nervenknoten)

Leber

Lendenabschnitt
Kreuzbeinabschnitt

Bauchspeicheldrüse

Nebenniere

oberes Ganglion für das Dünndarmgekröse

Dünndarm

unteres Ganglion für das Dünndarmgekröse

Dickdarm

Niere

Blase

Craniosacrales oder parasympathisches Nervensystem

Thrakolumbales oder sympathisches Nervensystem

Penis
Hoden

Dadurch ermöglicht er unseren Körperzellen, die benötigten umgewandelten Nährstoffe zu verwenden. Seien es nun Salate, Nüsse, Samen, rohes und gekochtes Gemüse und andere natürliche Lebensmittel – alles wird in die benötigten Stoffe umgewandelt. Im Gegensatz dazu würde ein Mensch, der von einer toten, entvitalisierten Kost lebt, sehen, wie die chemische Fabrik seines Körpers kämpfen muß, um Pommes frites, Würstchenbrote, Eiscreme, Pfannkuchen und sonstige Nahrungsmittel aus der Fabrik zu verarbeiten.

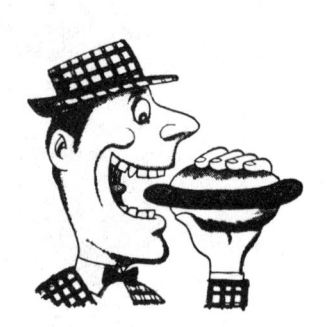

Wenn wir eine komplette Übersicht von dem größten Organ unseres Körpers der Leber erhalten könnten, würden wir sehen, wie sie kämpfen muß, um Alkohol, Kaffee, Tee, Cola-Getränke und Fabrik-Kost zu bewältigen.

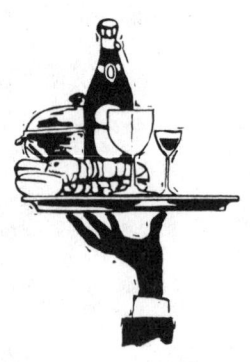

Wir würden auch die negativen Auswirkungen der anorganischen Chemikalien aus unserem Trinkwasser feststellen können.

Chemikalien, die beigemischt wurden, aber auch solche, die von der Natur direkt ins Wasser gelangt sind. Die

Natur kann manchmal sogar den Menschen übertreffen
– durch Verschmutzung des Wassers mit anorganischen
Mineralien z. B. Kalziumkarbonat, Magnesiumkarbonat, Kaliumkarbonat und vielen anderen Salzen. Bei
genauerem Hinsehen könnten wir erleben, wie sich die
Leber verhärtet und versteinert. Tausende von Menschen sterben an einer Krankheit, die Leber-Zirrhose
genannt wird. Das Bindegewebe der Leber verhärtet
sich aufgrund übermäßiger Produktion von Verbundgeweben, was wiederum ein Zusammenschrumpfen der
Leber zur Folge hat. Harte im Wasser gelöste anorganische Mineralien können die Leber verhärten.

Die Nervosität und Verdrießlichkeit in unserer Zeit wird überwiegend durch den Genuß von Tee und Kaffee verursacht. Die Verdauungsorgane der überzeugten Kaffeetrinker sind in einem Zustand der chronischen Unordnung, die Rückwirkungen auf das Gehirn haben und eine furchtsame und weinerliche Stimmung hervorrufen.

Dr. Bock, 1910

Das Verdauungssystem

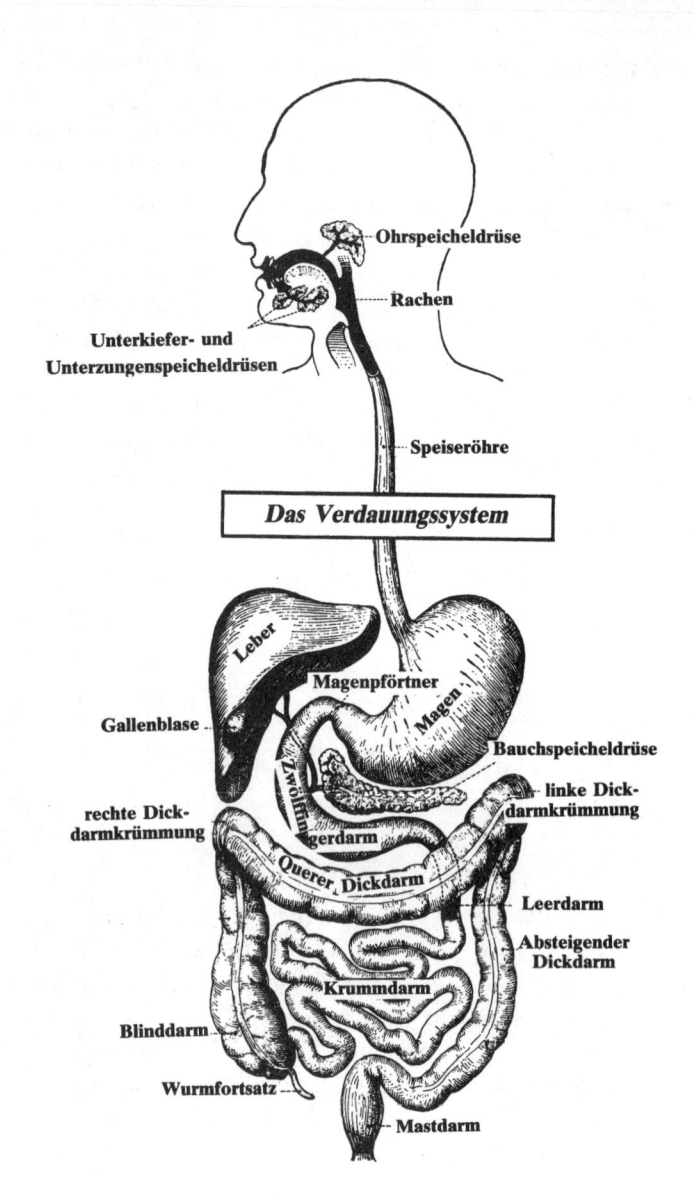

- Ohrspeicheldrüse
- Rachen
- Unterkiefer- und Unterzungenspeicheldrüsen
- Speiseröhre
- Leber
- Magenpförtner
- Magen
- Gallenblase
- Bauchspeicheldrüse
- Zwölffingerdarm
- rechte Dickdarmkrümmung
- linke Dickdarmkrümmung
- Querer Dickdarm
- Leerdarm
- Absteigender Dickdarm
- Krummdarm
- Blinddarm
- Wurmfortsatz
- Mastdarm

Die Verhärtung der Arterien
(Arterienverkalkung)

In meiner Jugend in Virginia haben mich meine Eltern bei verschiedenen Gelegenheiten zu einer Besichtigung von Kalksteinhöhlen mitgenommen. Dort sah ich, wie durch Tropfen um Tropfen durch das mit Kalk gesättigte Wasser sich die Stalakiten mit Stalagmiten über lange Zeiträume hinweg gebildet haben. Hier waren langsam aus anorganischen Mineralien riesige Gebilde gewachsen, durch einen Tropfen nach dem anderen. Dies ist genau der gleiche Vorgang, der innerhalb unseres Körpers stattfindet, und zwar durch das Kalziumkarbonat und die anderen anorganischen Mineralien, die überall in unserem Trinkwasser vorhanden sind. Wußten Sie, daß Kalziumkarbonat oder Kalk der wichtigste Bestandteil bei der Herstellung von Zement oder Beton ist?

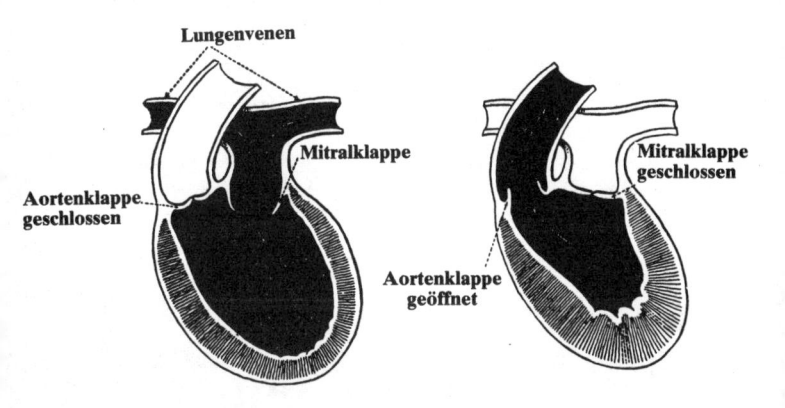

Die Arterien und Klappen des Herzens müssen von Ablagerungen anorganischer Mineralien und giftiger Kristalle frei sein.

Diastole und Systole im linken Herzen, beachten Sie hierbei die Position der beiden Ventile in beiden Fällen. Diastole auf der linken Seite, Systole auf der rechten Seite. Sie sind so jung, wie es Ihre Arterien sind, besonders die in Ihrem Herzen.

Arteriosklerose (Verhärtung der Arterien) ist die häufigste Todesursache unter all den Krankheiten, die Herz, Gehirn, Ohren und Nieren betreffen. Das menschliche Herz ist das kritischste Organ in unserer Sauerstoff-Verbrennungsmaschine. Fortwährend erweitert es sich und zieht sich zusammen, etwa hunderttausendmal pro Tag und ungefähr vierzig Millionen mal in einem Jahr. Die einzige Ruhepause, die ihre Herzmuskeln je haben, sind die Bruchteile einer Sekunde zwischen den Herzschlägen. Die Arterien müssen elastisch sein, um diese enorme Arbeit ausführen zu können. Blockieren und verhärten sie ihre Arterien nicht mit anorganischen Mineralien und schädlichen Kristallen aus einer falschen Ernährung!

– Ein Mensch ist so alt, wie es seine Arterien sind! –

Virchow

Wenn dieser Katalysator in die chemischen Vorgänge des Körpers kommt, wird er zum Hauptbösewicht für das, was man „Verhärtung der Arterien" nennt. Dies geschieht im Laufe der Jahre durch den Prozess des Stoffwechsels.

Die Ärzte nennen diese Degeneration der Arterien „Arteriosklerose". Die meisten Menschen sind der Meinung, daß dies eine natürliche Folge des Älterwerdens sei. Das ist „Herdendenken" oder klarer gesagt „Nichtdenken"! Jedoch nur wenige stellen diesen uralten Aberglauben infrage, und so nehmen die meisten es als Tatsache hin, daß man mit Arteriosklerose und Senilität in den letzten Jahren seines Daseins leben muß. Die besten Ärzte müssen aussagen, daß es keine bisher bekannten Kuren zur Heilung gibt, sobald die Verhärtung der Arterien stattgefunden hat. Es wurden Techniken entwickelt, die es ermöglichen, bei größeren Arterien und Venen am Hals und am Herz Teile aus Plastik einsetzen zu können. Auch gibt es eine sehr aufwendige Operationsmethode, um einige Teile der großen Körperschlagadern von den anorganischen Ablagerungen zu befreien. Wenn Sie jedoch das ganze Adersystem des menschlichen Körpers betrachten, dann fällt die Säuberung eines winzigen Teils der Adern nicht sonderlich ins Gewicht. Um eine richtige Wirkung für die Gesundheit zu erzielen, müßten Kilometer von Schlagadern, Venen und Kapillaren von ihren anorganischen Verkrustungen befreit werden. Deshalb versucht man auch durch Einspritzen von Lösemitteln direkt in die großen Blutgefäße die Befreiung von Ablagerungen. Außerdem versucht man verengte Blutgefäße aufzudehnen, durch Hineinschieben eines Ballons.

Anmerkung der Redaktion zu den Seiten 63–66: Nach medizinischer Erkenntnis in Deutschland entsteht bei der Arteriosklerose zunächst eine sich allmählich entwikkelnde Wandveränderung und Gewebeverquellung in der Arterienwand. In diese Veränderung lagern sich dann Blutfette (Lipide), unter anderem auch Cholesterin ein. Zum Schluß lagern sich teilweise anorganische Mineralien in diese Herde. (Der Name „Arterienverkalkung" wird zwar weitgehend verwendet, ist aber vom medizinischen Standpunkt her unrichtig.)

Gehirne, die sich in Stein verwandeln

Anorganische Mineralien plus Cholesterin und Kochsalz (Natriumchlorid) verursachen den größten Schaden bei den kleinen Arterien und anderen Blutgefäßen im Gehirn. Die moderne Wissenschaft hat eigene Mittel entwickelt, um der Schädigung und der Entartung von Nieren, Leber und Herz sowie weiteren lebenswichtigen Organen zu begegnen.

Es kann jedoch ausdrücklich festgestellt werden, **daß es auf dieser Welt keine Technik gibt, die einem menschlichen Gehirn das Leben zurückgibt, nachdem es sich in Stein verwandelt hat.**

Was ist vorzeitiges Altern und Senilität anderes, als daß das Gehirn langsam versteinert? Im Volksmund sprechen wir ja auch von einem verkalkten Gehirn bei älteren Menschen. Besuchen Sie einmal die Heilstätten und Altersheime und sehen Sie mit eigenen Augen die Menschen an, die nicht mehr denken oder überlegen können. Viele erkennen nicht einmal ihre eigenen Kinder und Anverwandten wieder. Alle Fähigkeiten des Denkens sind verschwunden. Sie haben keine Gewalt mehr über ihre Ausscheidungsorgane. Windeln für Erwachsene müssen ihnen angelegt werden. Viele müssen gefüttert werden. Alle Fähigkeiten des Gehirns zum Reagieren sind nicht mehr vorhanden. Die Augen starren leer in den Raum. Es sind praktisch schon Tote, die nur noch darauf warten, begraben zu werden. Diese Menschen sind ein jammervoller Anblick. Sie sind die einsamsten auf der Welt.

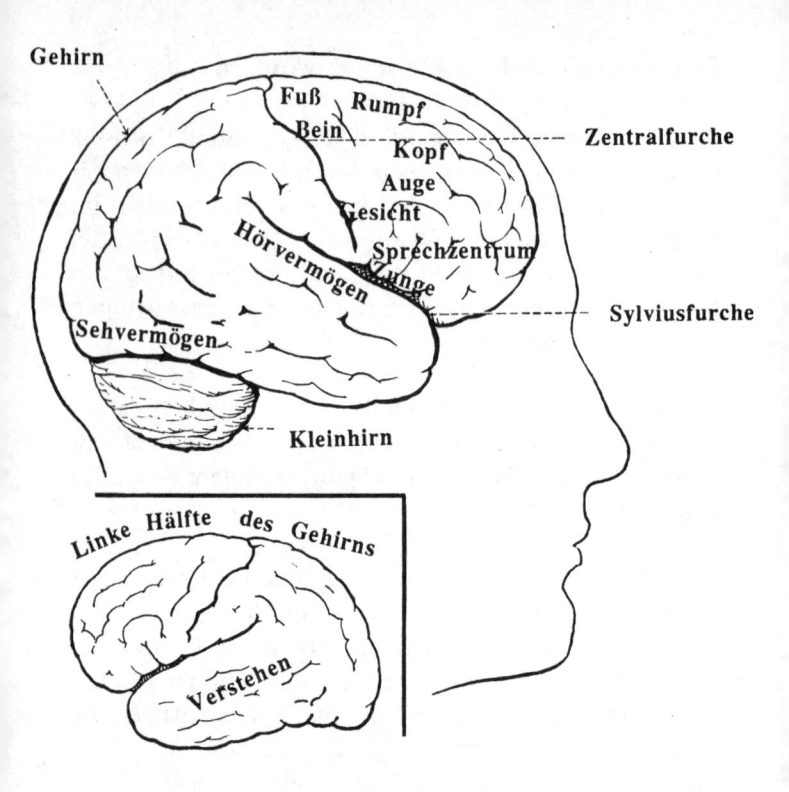

Lokalisierung der Gehirnfunktionen.
Keine Gewalt auf Erden kann einem versteinerten Gehirn wieder neues Leben geben.
Lassen Sie es nicht zu, daß sich Ihr Gehirn versteinert! Trinken Sie nur noch Gemüse- und Obstsäfte und dampfdestilliertes Wasser.

Dieses Ende folgt nach exaktem Muster bei den meisten alten Menschen. Viele Menschen werden nur vor dieser Tragödie bewahrt, weil sie schon früher sterben, ehe die chemischen Abläufe des Körpers Zeit genug hatten, ihr Gehirn zu versteinern.
Eine Verhärtung der Arterien und eine Verkalkung der Blutgefäße beginnt schon am Tage der Geburt, da wir von dem Moment an beginnen, anorganische Chemikalien unserem Körper zuzuführen.

„Es ist wichtig, sich vor Augen zu halten, daß unter den Bedingungen des modernen Lebens bei der Zubereitung und Verfeinerung von Lebensmitteln die Vitalstoffe entweder ganz oder teilweise abgetrennt oder zerstört werden."

– *US Dept. of Agriculture*

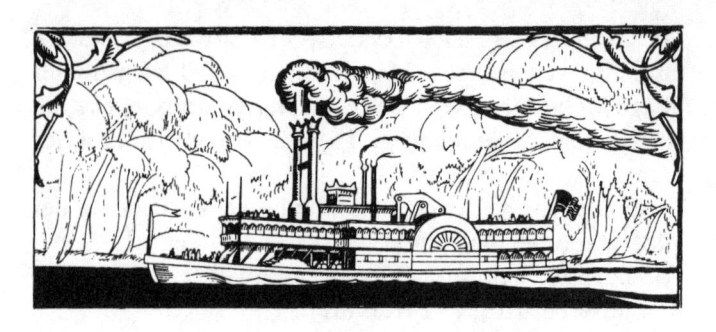

Meine ersten Erfahrungen mit hartem Wasser

Nehmen wir mein eigenes Leben als Beispiel. Ich wurde auf einer Farm in Virginia geboren. Sie lag am Potomac Fluß. All unser Trinkwasser erhielten wir aus einem Brunnen – kristallklares, frisches, perlendes Wasser. Aber es war sehr hartes Wasser, das Kalziumkarbonat und andere anorganische Mineralien enthielt. Wenn wir das Wasser kochten, bildeten sich starke Ablagerungen und Verkrustungen in den Wasserkesseln und Töpfen, und im Laufe der Zeit wurden Löcher in die Böden gefressen. Ein Kochtopf nach dem anderen mußte weggeworfen und durch einen Neuen ersetzt werden.

Mit den neuen Töpfen geschah nach einer entsprechenden Zeit das gleiche. Das harte Wasser gestaltete Spülen, Wäschewaschen und Reinigen sehr schwierig. Die für diese Zwecke verwendete Seife wollte einfach keinen richtigen Schaum bilden. Den größten Schaden richtete jedoch das harte Wasser bei den Menschen an, die es tranken.

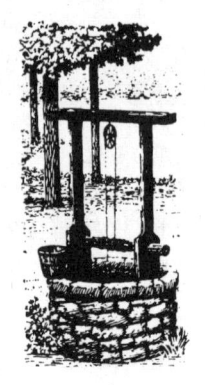

Mein Großvater war ein Mann Mitte Sechzig. Er hatte eine stattliche Figur, war muskulös, ca. 190 cm groß mit einem Gewicht von ca. 90 kg. Er war ein ausgezeichneter Reiter, ein vorzüglicher Jäger und ein hart arbeitender Landwirt! Ich kann mich noch daran erinnern, wie er den ersten schweren Schlaganfall erlitt. Die Braggs waren eine große Familie und alle Familienmitglieder saßen eines Mittags bei Tisch. Plötzlich klirrten Teller und mein Großvater fiel über dem Tisch zusammen.

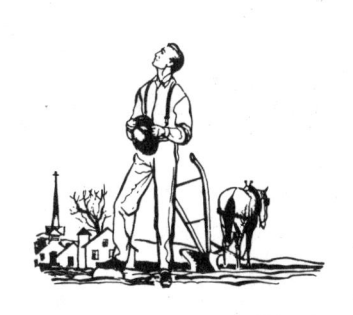

Der Landarzt kam und stellte betrübt fest, daß Großvater alle Kontrolle über seine linke Seite verloren hatte aufgrund eines Gehirnschlags. Von diesem Augenblick an brauchte der arme Mann ständige Betreuung. Mit einer völlig gelähmten linken Seite konnte er nicht mehr gehen, ohne daß ihn jemand stützte. Er hatte keinerlei Gewalt mehr über sein Ausscheidungssystem. Dieser hilflose, kranke Mann bekam Wutanfälle. Die Nahrungsaufnahme verursachte große Schwierigkeiten, denn er hatte die Fähigkeit des Kauens verloren. Nur noch mit ganz weicher, breiiger Nahrung konnte er gefüttert werden.

Sieben Arten von Gelenken

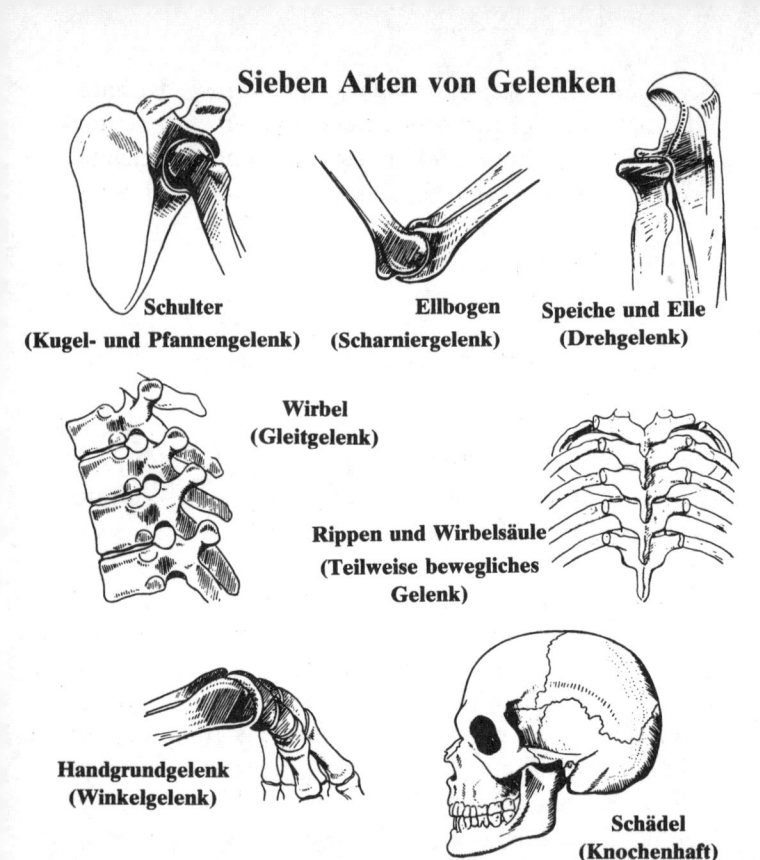

Schulter
(Kugel- und Pfannengelenk)

Ellbogen
(Scharniergelenk)

Speiche und Elle
(Drehgelenk)

Wirbel
(Gleitgelenk)

Rippen und Wirbelsäule
(Teilweise bewegliches Gelenk)

Handgrundgelenk
(Winkelgelenk)

Schädel
(Knochenhaft)

Dies sind die sieben Arten von Gelenken in Ihrem Körper, die sich bewegen können. Zwischen jedem der beweglichen Gelenkteile ist eine klare, bernsteinfarbige Flüssigkeit, die Gelenkschmiere genannt wird. Diese funktioniert als eine Art Gleitmittel, so daß sich die Gelenke leicht bewegen können. Wenn aber anorganische Mineralien aus dem Trinkwasser und schädliche Säurekristalle die Gelenkschmiere durchsetzen, haben wir Steifheit, Schmerzen und Krankheit.

Dieser gute Mann, den wir liebten, war nun praktisch tot, soweit es ein wirkliches Leben bedarf. Sie können sich nicht vorstellen, welch große Belastung er für meine Eltern und die ganze Familie darstellte. Der arme, hilflose Mann schleppte sich noch drei Jahre so weiter, bis der zweite Schlaganfall kam und er tot war.
Sein Körper wurde ins John Hopkins Hospital in Baltimore gebracht und dort führten die Ärzte eine Autopsie durch. Dabei wurde festgestellt, daß seine Arterien wie Stein waren.

Mein Großvater war auf der Farm geboren worden und hatte dort immer gelebt und trank daher alle Tage seines Lebens das harte Wasser. Ich war nur ein kleiner Junge, als mein Vater mich über das Ergebnis der Autopsie unterrichtete. Ich fragte meinen Vater, wieso es möglich war, daß sich die Arterien in Stein verwandeln konnten.

Er konnte mir auf meine Frage keine zufriedenstellende Antwort geben. Das war der Tag, wo ich beschloß, herauszufinden, warum die Arterien meines Großvaters sich versteinert hatten. Ich studierte ärztliche Bücher, die ich von Onkel William, der unser Hausarzt war, auslieh. Ich bestürmte meinen Doktoronkel mit Hunderten von Fragen, wieso menschliche Adern hart werden könnten. Es sollten noch viele Jahre vergehen, ehe meine Fragen beantwortet wurden. In der Zwischenzeit wurde ich Zeuge, was das harte Wasser meiner Familie, meinen Verwandten und Freunden antat. Viele nette Schwarze arbeiteten auf unserer Farm. Wir kamen gut miteinander aus, wie in einer großen Familie. Eine der schwarzen Frauen, die in unserem Haus arbeitete, hieß Bessie-Louise. Sie war ein Mitglied unserer Familie und wir hatten sie alle sehr gern. Die arme Bessie bekam Arthritis in ihren Händen, Handgelenken, Ellenbogen, Hüften, Knien und Fußgelenken. Wie hat diese arme Frau jeden Tag unter schweren Schmerzen gelitten! Oft wurden die Schmerzen so stark, daß sie in Tränen ausbrach. Wieder fragte ich meinen Doktoronkel, was die Arthritis verursachen würde. Ich wollte wissen, ob es eine Heilung für diesen schmerzhaften Zustand gäbe. Er antwortete mir ehrlich und sagte: „Paul, wir wissen nicht, was der Grund für diese verkrüppelnde, schmerzhafte Arthritis ist. Wir kennen auch keine Heilung dafür. Das einzige, was ich tun kann, ist, der armen Bessie schmerzstillende Medikamente zu geben, damit sie eine Erleichterung bei ihren großen Leiden hat." Es dauerte nicht lange, dann wurde die arme Bessie bettlägerig und nach ein paar Jahren war sie tot. Sie wurde nicht einmal 65 Jahre alt. Ihre letzten Tage waren von großen Schmerzen und Leiden erfüllt. Mein kleines Kindergehirn litt auch. Was verursachte diese schreckliche Krankheit, die die Menschen zu Krüppeln machte? Ich konnte nicht umhin, mir diese Frage zu stellen immer wieder in den späten Stunden vor dem Einschlafen.

Hier lebten wir auf einer großen, schönen Farm mit einem Übermaß an Lebensmitteln aller Art und hatten ein schönes gemütliche Zuhause.
Es war eine wunderschöne Farm an einem herrlichen Fluß. Aber unter den Erwachsenen gab es großes Leiden. Die Schmerzen wurden in einem Wort zusammengefaßt und dies hieß „Leiden". Jeden Tag konnte ich meine Mutter mit verschiedenen Personen sprechen hören, wie sie fragte: „Was macht Euer Leiden heute?"

Körper-Stellen, die am meisten schmerzen können

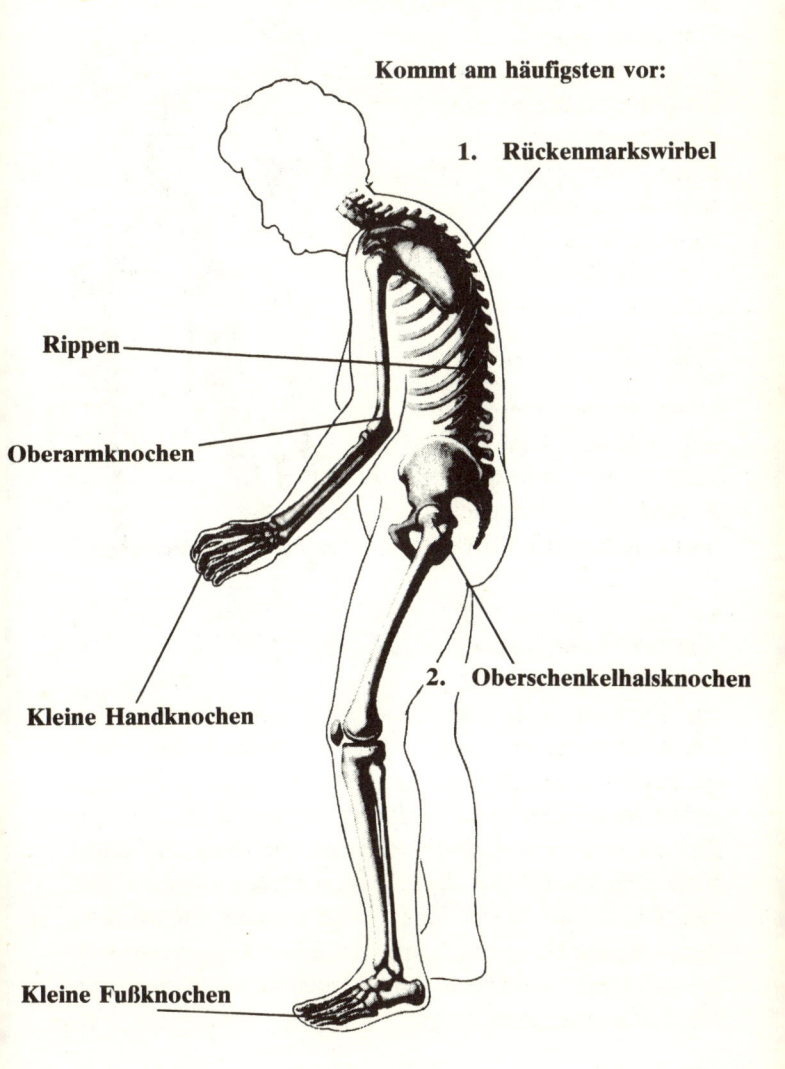

Kommt am häufigsten vor:

1. Rückenmarkswirbel

Rippen

Oberarmknochen

2. Oberschenkelhalsknochen

Kleine Handknochen

Kleine Fußknochen

Und die Leidenden gaben immer eine trübsinnige Antwort auf die Frage meiner Mutter.

Wieder ging ich zu meinem gütigen, geduldigen Doktoronkel und stellte ihm die klare Frage: „Onkel," so sagte ich, „warum haben so viele Menschen dieses „Leiden?" Seine Antwort lautete: „Ich möchte es auch gern wissen!"

Dann wieder sagte ich zu mir selbst: „Eines Tages werde ich herausfinden, warum die Menschen an dieser Krankheit leiden."

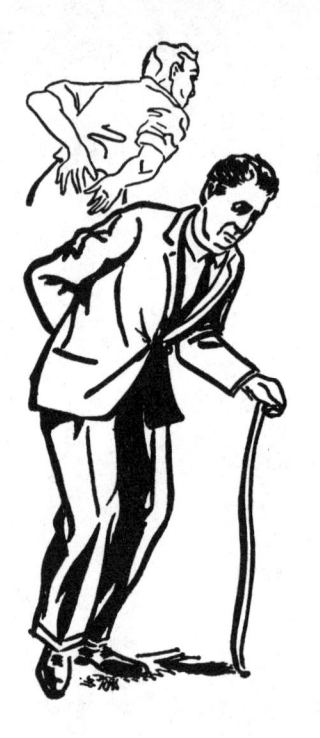

Tuberkulose in meiner Teenagerzeit

Im Alter von 12 Jahren wurde ich in eine große Militärschule in Virginia gesteckt. Meine Eltern wollten mich für den Besuch der West Point Militär Akademie vorbereiten, damit ich eine Laufbahn beim Militär einschlagen könnte. Zu meiner Zeit und in meinem Alter besorgten die Eltern das Denken für die Kinder. Ich selbst hatte gar nicht den Wunsch, Soldat zu werden, und ich sagte dies auch meinen Eltern. Diese jedoch erklärten mir, sie wüßten schon, was für mich am besten sei. Ich war gehorsam.

In der Militärschule mußte ich nicht nur normales, hartes Wasser trinken, sondern ich erhielt auch typische Anstaltskost. Diese bestand aus Mengen stärkehaltigen Gebäcks, heißem Kuchen, Waffeln, weißem Reis, vielen Würstchen, Kartoffelbrei und Bratkartoffeln oder gekochtem Fleisch, sehr schwer verdaulichem Nachtisch, Pfannkuchen, süßem Rosinengebäck, Schokoladen-Kuchen, Eiscreme, Pasteten, Puddings und anderen Desserts, die mit raffiniertem Zucker stark gesüßt waren. Nach genau vier Jahren, als ich 16 Jahre alt war, erkrankte ich an Tuberkulose. Immer wieder fragte ich meinen Doktoronkel, warum mir dies geschah. Warum? Warum? Warum?

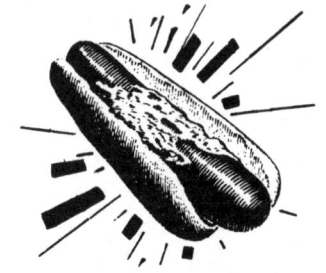

Der gute Mann konnte mir meine Frage nicht beantworten. Im Laufe der Zeit kam ich in verschiedene Tuberkulose-Sanatorien, bis dann das Schicksal eingriff.
In einem Hospital in New York wurde ich von einer Gruppe von vier Ärzten des Hauses untersucht. Ich fragte sie geradeheraus: „Können Sie mich von dieser Krankheit heilen?" Und ich erhielt eine ehrliche Antwort. Sie sagten: „Nein! Wir glauben nicht, daß Sie sie überstehen werden." Als die Ärzte das Zimmer verlassen hatten, wurde meine

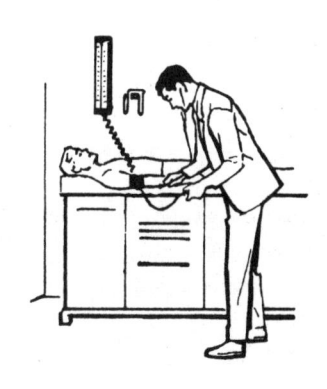

Schweizer Krankenschwester sehr ärgerlich und schimpfte laut: „Diese Ärzte haben von Tuberkulose überhaupt keine Ahnung! Ich bin froh, wenn ich wieder in ein Sanatorium in die Schweiz zurückkomme, wo Ärzte diese Krankheit heilen können." Ich rief: „Werden Sie mich mitnehmen? Ich möchte weiterleben, damit ich allen Kranken helfen kann!" So nahm mich die kleine Schwester mit in ihr Hospital in die Schweiz, wo der berühmte Arzt Dr. August Rollier mir das Leben dadurch neu zurückgab, daß er anstelle von Drogen natürliche Heilmittel einsetzte wie reines Wasser, gute Ernährung, Sonnenschein, frische Luft, Tiefatmung und körperliche Übungen. Innerhalb von zwei Jahren war ich gesund und munter, stark wie ein junger Hengst. Nun war ich in der Lage, mein Lebensziel zu erreichen – andere Menschen zu lehren, wie sie sich selbst helfen können.

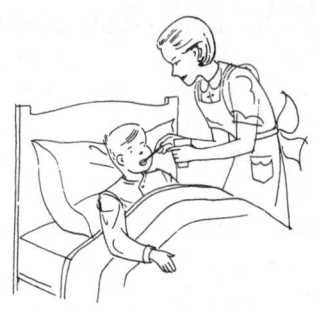

Das Geheimnis von Regenwasser und Schneewasser

Viele Praktiken von Dr. Rolliers Sanatorium sind noch heute als Standard-Methoden bei der Behandlung von Tuberkuloseerkrankungen der verschiedensten Art bekannt. In vieler Weise war mein guter Doktor seiner Zeit um 200 Jahre voraus.

Auf einen Punkt bestand er besonders – nämlich, daß kein hartes Wasser jemals einem seiner Patienten gegeben wurde. Wasser gibt es in der Schweiz in Hülle und Fülle, aber Dr. Rollier gab nur Regenwasser oder Wasser aus geschmolzenem Schnee. Er war auch ein überzeugter Anhänger von frischen Obst- und Gemüsesäften.

Dr. Rollier erklärte uns immer die Gründe für seine Behandlungen. Er führte aus, daß praktisch alles Wasser in der Schweiz „hartes" Wasser sei, gesättigt mit anorganischen Mineralstoffen, die unserem Körper nur Schaden brächten, da die Körperchemie nur organische, lebendige Nahrungsmittel und Flüssigkeiten assimilieren kann. Ich lernte Dr. Rollier lieben und verstehen, denn er gab logische Antworten auf meine Fragen. Was für ein genialer Mann! Er heilte Patienten aus der ganzen Welt. Patienten, die schon zum Sterben verurteilt waren, wie auch ich. Als ich das Sanatorium verließ, schärfte er mir ein, daß ich nur Regenwasser, Schneewasser, Gemüse- und Obstsäfte und dampfdestilliertes Wasser trinken sollte.

Die Antwort für eine gesunde Lebensführung

Als ich über den Ratschlag von Dr. Rollier nachdachte, kam mir der Gedanke, ob es nicht möglich sei, daß der Tod meines Großvaters durch Gehirnschlag und der Tod von Bessie-Louise durch die verkrüppelnde Arthritis eine gemeinsame Ursache haben könnten.

War der Grund vielleicht das Trinken von hartem Wasser und das Essen toter Nahrung ohne Vitalstoffe? Die Frage nagte an mir. Ich mußte unbedingt die Ant-

wort auf diese Frage finden. Ich fühlte eine große Last auf mir ruhen, eine Last, die sich nur auflöste, wenn ich die Wahrheit gefunden haben würde! Dann wäre auch die Antwort auf Krankheit und Tod nicht mehr länger ein Geheimnis.
In diesem Augenblick beschloß ich, Biochemiker, Ernährungsspezialist und Arzt zu werden, der nur mit natürlichen Methoden heilte. Nachdem ich das Sanatorium verlassen hatte, verbrachte ich acht Jahre damit, mir Kenntnisse anzueignen, die mich in die Lage versetzen sollten, Leidende zu lehren, sich selbst zu helfen.

In all den vielen Jahren zeigte sich meine Arbeit als erfolgreich und heute bin ich noch begeisterter als je zuvor über die Kräfte der natürlichen Heilweisen. Aus diesem Grund habe ich dieses Buch geschrieben.

Meine beiden ersten Fälle

Wie berichtet, wurde ich durch die zwei Jahre in Dr. Rolliers Sanatorium in Leysen in der Schweiz neu geboren. Nachdem ich völlig von meiner Tuberkulose ausgeheilt war, befand ich mich in einer ausgezeichneten körperlichen Verfassung. Der Sonnenschein in den Alpen, das Regen- und Schneewasser zum Trinken, die reine würzige Alpenluft, die natürliche Ernährung – alles das hatten mir einen völlig neuen Körper gegeben. Jede Zelle in meinem Körper vibrierte von strotzender Gesundheit. Nun war ich in der Lage, Biochemie und andere verwandte Themen hinsichtlich der Gesundheit zu studieren und mich für meine Lebensaufgabe vorzubereiten.

Ich entschied mich, in London zu leben und zu studieren. Dabei fand ich ein kleines Zimmer, nicht weit von dem berühmten Regent-Park entfernt. Nach meiner Ansicht ist dies einer der schönsten Parks in der Welt. Hier konnte ich meine morgendlichen Rundläufe machen, herumwandern und Tennis spielen. In meinem Zimmer konnte ich meine Mahlzeiten aus lebendiger Nahrung zubereiten und dazu frische Säfte und dampfdestilliertes Wasser herstellen. Der Hauseigentümer wohnte in der ersten Etage. Er und seine Frau waren typisch früh gealterte Menschen. Sie aßen die normale, übliche Kost in England, die vorwiegend aus Brot, hergestellt mit raffiniertem weißen Mehl, Marmelade und Konfitüren, literweise Tee mit weißem Zucker und Kondensmilch bestand. Die Gemüse- und Fleischgerichte waren alle totgekocht. Darüber hinaus tranken sie das Londoner Leitungswasser, das stark gechlort war und viele Chemikalien wie Kalziumkarbonat und andere anorganische Mineralien enthielt.

Als ich das Zimmer in der fünften Etage besichtigen wollte, es gab keinen Aufzug, man mußte die Treppen hinaufsteigen, gab mir Herr Wilson, der Eigentümer, den Schlüssel und sagte mir, er könne die fünf Treppen nicht hinaufklettern, seine Gelenke wären zu steif dafür. So ging ich allein hoch und stellte fest, daß das Zimmer genau meinen Wünschen entsprach. Es hatte einen kleinen eingebauten Kamin. Wenn ich heizen wollte, mußte ich Kohlen bestellen, die in Säcken angeliefert wurden. Ich richtete mich gemütlich in meinem Zimmer im fünften Stock in London ein und begann meine Kurse in Biochemie zu absolvieren.

Meine Wirtsleute, die Wilsons, waren sehr freundlich und von Zeit zu Zeit besuchte ich sie in ihrer Wohnung.

Diese beiden netten Engländer hatten unter vielen körperlichen Beschwerden zu leiden.

Herr Wilson litt unter großen Schmerzen in seinen Gelenken, ferner an Schmerzen in der unteren Rückengegend und darüber hinaus hatte er noch ein Blasenleiden. Frau Wilson war nicht viel besser dran. Sie hatte ein Übergewicht von 50 Pfund und prustete und schnaufte bei der kleinsten Bewegung. Sie litt ferner an einer Nierenkrankheit. Bei meinen Besuchen drehte sich der Hauptteil unserer Unterhaltung um ihre Beschwerden.

Inzwischen hatte der grausame englische Winter eingesetzt. Draußen war es feucht und kalt. Aber jeden Tag vor Sonnenaufgang zog ich meine dicken Wollsachen an und machte einen Dauerlauf im Regent-Park. Dann kehrte ich in mein Zimmer zurück strahlend vor Gesundheit und Wohlbefinden.

Ich hatte in diesem Winter auch nicht den kleinsten Schnupfen. Die Wilsons aber wurden von einer Erkältung nach der anderen geplagt. Sie waren völlig verschleimt und fühlten sich miserabel.

Als ich an einem Samstag nach meinem morgendlichen Dauerlauf zurückkam und bei ihrer Wohnung halt machte, stellte ich fest, daß Herr Wilson sehr schwer krank war. Er hatte hohes Fieber und seine Nase war völlig verstopft, so daß er durch den Mund atmen mußte. Ich ging in sein Schlafzimmer, das total überheizt war und kaum Sauerstoff enthielt. Der arme Mann sah mich an und sagte: „Um Gottes Willen, helfen Sie

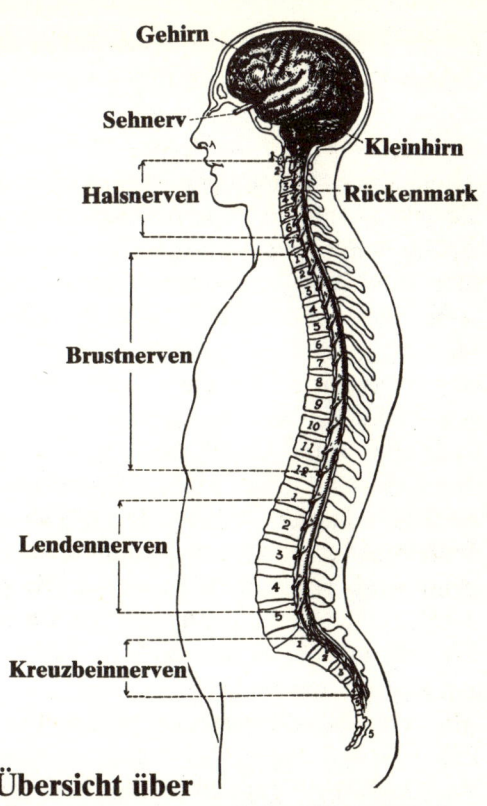

Gehirn
Sehnerv
Kleinhirn
Halsnerven
Rückenmark
Brustnerven
Lendennerven
Kreuzbeinnerven

Allgemeine Übersicht über das Zentral-Nervensystem und die Wirbelsäule

In den Pufferzonen zwischen den einzelnen Wirbelknochen können sich anorganische Mineralien aus dem Wasser ablagern und die Ursache für Rückenschmerzen, Bandscheibenvorfälle und viele andere Probleme des Rückgrats sein. Die Nervenkraft für lebenswichtige Organe kann so geschwächt werden und dadurch viele schmerzhafte Beschwerden überall im ganzen Körper verursachen.

mir! Ich fühle mich so krank!" Ich antwortete ihm selbstbewußt: „Herr Wilson, wenn Sie die natürliche Heilmethode, die ich ihnen erklären werde, befolgen, können Sie gesund werden!" Ich war davon überzeugt, ihm helfen zu können, jedoch war ich nicht sicher, ob er die entsprechende Willensstärke besaß und ob er sich die Gesundheit intensiv genug wünschte. „Ich werde Ihre Anweisungen bis zum letzten i-Punkt befolgen", sagte er. Er machte den Eindruck eines ertrinkenden Menschen, der eine rettende Hand ergreift. „Gut! Heute werden wir mit einer Zehntage-Fastenkur beginnen". Ich nahm die Medizinflaschen von seinem Nachttisch und erklärte: „All diese Medizin schütten wir in den Spülstein!" Ich brachte ihm etwas von meinem dampfdestillierten Wasser. Dann kaufte ich Zitronen und Honig für ihn und die Fastenkur begann. Für diesen Mann war das Fasten nicht einfach. Er war vollgestopft mit Giften, angefüllt mit klebrigem Schleim im Kopf und Hals und in den Lungen, so daß es ihm viel Unbehagen brachte, davon frei zu werden.

Aber er war ein Engländer mit großer Hartnäckigkeit. Er schied eine Menge Giftstoffe aus seinem Körper aus. Am Ende der 10 Tage-Fastenzeit fühlte er sich besser als in vielen Jahren vorher. Ich setzte ihn dann auf eine natürliche Diät mit lebenden Nahrungsmitteln und gab ihm frische Obst- und Gemüsesäfte und dampfdestilliertes Wasser. Innerhalb von drei Wochen nach seiner Fastenkur kletterte er die fünf Treppen zu meinem Zimmer hinauf – etwas, was er schon seit sieben Jahren nicht mehr getan hatte.

Seine Frau begeisterte sich für die natürliche Lebensweise und begann abzuspecken – sich von dem Fett in ihrem Körper zu lösen.

Nach sechs Monaten haben sie die Wilsons nicht mehr wiedererkannt. Herr Wilson kam mehrmals am Tag zu mir in mein Zimmer, dabei jeweils 2 Treppenstufen auf einmal nehmend. Frau Wilson sah schmuck und schlank aus und mußte alle ihre Kleider enger machen lassen. Ihre verheiratete Tochter lebte in Canada, und als sie zu Besuch kam, konnte sie gar nicht glauben, was sie sah. Die Krankheiten der Wilsons gehörten der Vergangenheit an. Beide erfreuten sich in jeder Weise ihres Lebens. Ich war ebenfalls sehr froh. Dies waren meine beiden ersten Fälle. Das Ergebnis gab mir Selbstvertrauen. Und mein Selbstvertrauen wuchs immer mehr, als ich die Lehren der großen Heiler der Welt studierte – bis zu den weisen Worten von Hippokrates, dem Vater der ärztlichen Kunst, der der Welt den Ausspruch hinterließ:

„Laß die Nahrung Deine Medizin sein und die Medizin Deine Nahrung!"

Die Wilsons dankten mir und erklärten, sie fühlten sich wie „neugeboren". Durch die Befolgung der Naturgesetze für die Gesundheit hatte sie eine strahlende Gesundheit wiedererlangt.

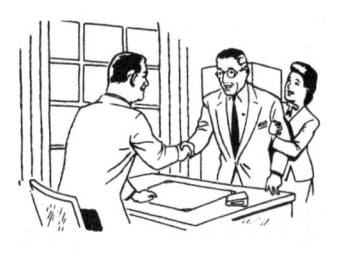

Der Weg der Natur

Wenn ich heute an die Tausenden von Menschen denke, die zu mir gekommen sind, um meinen Rat einzuholen, und weiter an die vielen Menschen, die durch natürliches Leben sozusagen neugeboren sind, gibt es mir eine tiefe Befriedigung zu wissen, daß ich in der Lage war, Menschen zu helfen, wieder in Gesundheit zu leben.

Die Natur hat ihre eigene Art und Weise, das Leben zu führen. Es ist ein großer Unterschied zwischen dem sich „gut genug zu fühlen", um seine täglichen Pflichten ohne besondere Störungen absolvieren zu können und eine überragenden Gesundheit, die uns mit Begeisterung für das Leben und seine Herausforderungen erfüllt.

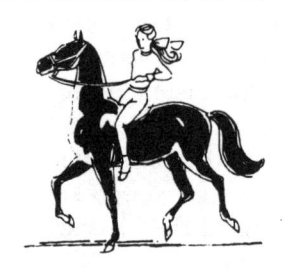

Eine ausreichende Menge dieses wichtigen Elementes – vibrierende Lebenskraft – liefert genügend Energie, um im Leben gelassen vorwärts gehen zu können. Aber man braucht mehr davon, um ein Gefühl des Überflusses zu bekommen.

Menschen, die naturgemäß leben, erfreuen sich eines besonderen Gefühls des Wohlseins, das nicht euphorisch (unnormal überschwenglich glücklich) ist, sondern es handelt sich um eine natürliche „joie de vivre" oder Freude am Leben!

Die Wilsons fanden diese Freude am Leben, als sie das mit Chemikalien und anorganischen Mineralien überladene Wasser aufgaben und zu einer natürlichen Ernährung übergingen. Sie lernten durch eigene Erfahrung, daß der Körper ein sich selbst heilendes und selbst reparierendes Instrument ist. Herr Wilson stellte fest, daß alle Steifheit seiner Gelenke nicht auf die Anzahl seiner Lebensjahre zurückzuführen war. Die Steifheit war durch eine Kombination von schädlichen Säurekristallen aus seiner unausgewogenen säurebildenden Ernährung, verbunden mit dem Trinken von Wasser, das mit anorganischen Mineralien und Chemikalien überladen war, gekommen. Das Fasten half, diese Verkrustungen, welche sich in seinen Gelenken abgelagert hatten, aufzulösen. Eine naturgemäße Kost und dampfdestilliertes Wasser setzten den Heilungsprozeß fort und beugten der Rückkehr der früheren Beschwerden vor. Das Gleiche geschah bei den Problemen des Übergewichts und den Nierenbeschwerden von Frau Wilson. Durch die völlige Abkehr von ihren alten, falschen Lebensweisen und dem Hinwenden zu einer Lebensweise nach den Regeln der Natur waren beide in der Lage, sich wieder der vollen, gesunden Lebensenergie zu erfreuen – der wahren Lust zu leben.

Steine, die in uns sind

Je mehr ich über Biochemie (chemische Abläufe des Lebens) lernte, desto mehr erkannte ich, warum so viele Menschen vorzeitig altern und überall im Körper Schmerzen erleiden mußten. Bei meinen Besuchen in den großen Londoner Krankenhäusern erfuhr ich noch mehr über die Entstehung von Steinen innerhalb des menschlichen Körpers. Warum bilden sich überhaupt Steine im Körper und was bedeutet das für die menschliche Gesundheit? Die meisten Orte, wo sich solche Steine befinden, sind: die Gallenblase, die Nieren, die Passagewege zwischen Nieren und Blase (bekannt als Harnleiter) und die Blase selbst. Ein anderes Organ, in dem Steine manchmal durch Röntgenuntersuchungen festgestellt werden, ist das Pankreas, das Drüsenorgan, welches hinter dem Magen liegt und sowohl eine innere als äußere Sekretion hat.

Die Bildung von Steinen innerhalb des Körpers wurde immer als eine krankhafte Veranlagung betrachtet.

Meiner Überzeugung nach entstehen die Steine durch eine Reihe von Faktoren. Die wichtigsten seien nachstehend aufgeführt:

– eine unausgewogene, säurebildende Kost, wie sie die meisten Menschen zu sich nehmen;

– mit Chemikalien und anorganischen Mineralien verunreinigtes Wasser, das getrunken wird;

– die Verwendung von großen Mengen Kochsalz, wie es bei vielen Leuten der Fall ist;

– der starke Verbrauch gesättigter Fette.

Unausgewogene Eßgewohnheiten bilden Gifte, die vom Körper nicht ausgeschieden werden können und sich durch die chemischen Abläufe zu Steinen formen. Der Anfang der Bildung von Steinen und Verhärtungen sind entzündliche oder entzündungsähnliche Vorgänge. Am

Ende dieser Abläufe werden Mineralien eingelagert. Praktisch enthält jedes Trinkwasser das anorganische Mineral Kalziumkarbonat. All dieses und Mineralien spielen eine Rolle bei der Steinentstehung in lebenswichtigen Organen.

Gallensteine – stille und aktive

„Stille" Gallensteine sind jene, die ruhig in der Gallenblase liegen bleiben und daher nicht die plötzlichen Leibschmerzen verursachen, die man Gallenkolik nennt. Jedoch können diese „stillen" Steine jederzeit unangenehm „aktiv" werden. Meistens in einem absolut unpassenden Moment.

Gallensteine in der Gallenblase

Gallensteine können durch das Trinken von mit anorganischen Mineralien gesättigtem Wasser plus schädlichen Kristallen aus einer unausgewogenen, unnatürlichen Ernährung entstehen. Das Essen von zu vielen gesättigten und gehärteten Fetten kann Störungen bei der Gallenblase hervorrufen.

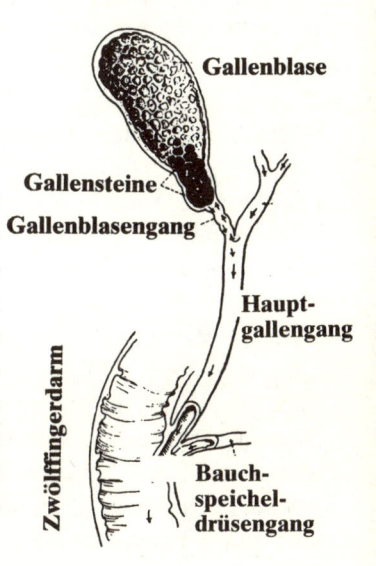

Gallenblase
Gallensteine
Gallenblasengang
Hauptgallengang
Zwölffingerdarm
Bauchspeicheldrüsengang

Aktive Gallensteine können nicht nur die Gallenblase selbst betreffen, sondern auch die Gänge einbeziehen, die die Gallensekrete sowohl von der Gallenblase als auch von der Leber in die Eingeweide führen. Dies geschieht oft, wenn sich die Gallenblase zusammenzieht und versucht, einen Gallenstein auszustoßen. Wenn nun der Stein auf seinem Weg nach draußen stecken bleibt, entsteht der akute Schmerzanfall. Oft ist dann auch eine Entzündung der Gallenblase und des Gallenhauptganges die Folge. Wenn ein Stein den Gallenhauptgang verstopft, kann die Leber keine Galle mehr in den Darm senden, wo sie für die richtige Verdauung der Nahrung benötigt wird. Die Leber selbst ist dann in Schwierigkeiten. Das Resultat ist eine Gelbsucht. Die gelbe Farbe der Galle zeigt sich dann in der Haut und in den weißen Augäpfeln.

Die Färbung der Haut verrät auch das Vorhandensein von stillen Gallensteinen. Dies war der Fall bei dem großen Hollywood-Filmstar Tyrone Power, der zu mir zur Beratung kam. Er war ein Mann mit großen Fähigkeiten. Ich konnte aufgrund der Färbung seiner Haut und Augen feststellen, daß er stille Gallensteine hatte. Ich plädierte bei ihm für eine Änderung seiner Lebensgewohnheiten und für die Umstellung auf eine natürliche Lebensweise. Leider konnte ich bei ihm mit meiner Gesundheitsbotschaft nicht durchdringen. Der arme Bursche starb noch in jungen Jahren. Wenn er mir erlaubt hätte, ihm ein Programm zur Entgiftung seiner Leber aufzustellen, und wenn er dann seine unausgeglichene Kost und den Verbrauch von Kochsalz aufgegeben hätte sowie Abstand vom Trinken des üblichen Wassers genommen hätte, dieser talentierte Mann hätte noch lange leben können.

Ich hatte viele Personen mit Gallensteinen unter meiner Ernährungskontrolle. Dabei wurde die Lebenskraft in ihren Körpern so verstärkt, daß die Gallensteine glatt durch den Hauptgallengang gedrückt und ausgeschieden wurden.

Nierensteine

Nach meiner Meinung ist die Ursache für die Entstehung vieler Nierensteine hartes Trinkwasser, das mit Kalziumkarbonat und anderen anorganischen Mineralien gesättigt ist.
Unter meinem Haus in der Kalifornischen Wüste befindet sich ein unterirdischer Wasserlauf – mehrere 100 Meter unter der Erdoberfläche.
Wenn Brunnen zu diesem Fluß gebohrt werden, kommt das Wasser mit ca. 80 °C heiß heraus. Es ist stark mit Kalziumkarbonat und dessen chemischen Verwandten wie Magnesiumkarbonat gesättigt. Dieses Wasser darf nicht durch Gußeisen- oder Stahlrohre geleitet werden, da die Ablagerungen der anorganischen Mineralien bald das Rohrinnere verstopfen. Nur Kupferleitungen werden zur Installation benutzt. Leute aus der ganzen Welt kommen hierher, um in diesem Heilwasser zu baden. Das heiße Wasser hat einen therapeutischen Wert. Eines ist sicher, es bringt den Menschen Erleichterung, die an Arthritis und Rheumathismus leiden. Die meisten der Warmwasserbecken werden auf einer Temperatur von 38–40 Grad Celsius gehalten. Die normale Körperwärme beträgt 36,5 Grad. Wenn man den Körper in Wasser taucht, das wärmer als die normale Körpertemperatur ist, verursacht man ein künstliches Fieber.

Viele Gifte werden dann durch die 96 Millionen Poren der Haut ausgeschieden. Wir alle wissen, daß ausgiebiges Schwitzen den Körper erfrischt. Wir fühlen uns immer erleichtert.

Die wirklich traurige Seite der Besuche der heißen Quellen ist jedoch der Rat an die Besucher, dieses mit anorganischen Mineralien stark gesättigte Wasser zu trinken.

Ich darf nochmals darauf hinweisen, daß die Konzentration dieser anorganischen Mineralien außerordentlich hoch ist. Wenn man 5 Liter dieses Mineralwassers in einen flachen Behälter oder in eine Pfanne füllt und es dann in der Sonne verdunsten läßt, bleibt eine Menge anorganisches Mineralsalz übrig.

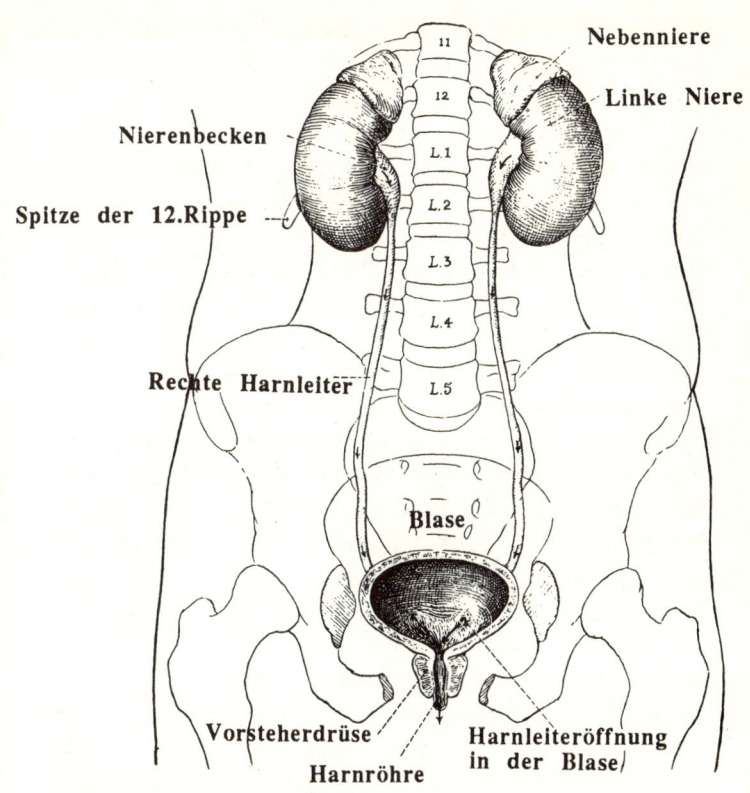

Das Harnausscheidungssystem

– Nieren, Harnleiter und Blase. Die Nebennieren (Hormondrüsen) sind über den Nieren abgebildet. Innerhalb des Harnausscheidungs-Systems können anorganische Mineralien und Säurekristalle Nieren- und Blasensteine bilden. Das Harnausscheidungs-System muß von diesen Ablagerungen freigehalten werden, um den elastischen Zustand behalten zu können, der für die Jugend charakteristisch ist.

Trinken Sie kein Mineralwasser

Vor einigen Jahren kam ein New Yorker in unseren Badeort, um heiße Bäder zu nehmen. Die Eigentümer des Badehauses rieten ihm, auch das Mineralwasser zu trinken. Dies sei gut für ihn. Ich dagegen gab ihm eindringlich zu verstehen, er solle nur baden, nicht aber das Wasser trinken. Leider hörte er nicht auf mich. In den sechs Monaten, in denen er die Bäder nahm, trank er auch das Wasser. Eines Nachts hörten ihn die anderen Gäste in dem Hotel laut und in Todesangst schreien. Als sie dann zu ihm kamen, war er schon tot. Die Leichenöffnung ergab, daß er durch einen großen Nierenstein gestorben war. Dieser hatte nämlich eine Hauptarterie durchbohrt. Tausende und abertausende Menschen überall auf der Welt haben Nierensteine in den verschiedensten Formen und Größen. Manchmal verursachen die Steine so starke Beschwerden, daß sie durch eine Operation entfernt werden müssen. Ich habe Badeorte mit heißen und kalten Quellen überall in diesem Lande und auch in vielen anderen Teilen der Welt besucht. Die Organisatoren der Quellenbetriebe sagten den Kurgästen, daß durch das Trinken und Baden in diesen Mineralwassern diese und jene Krankheiten geheilt werden würden. Das glaube ich nicht! Erlösung oder zumindest Linderung von Schmerzen durch Baden in Mineralwasser – jawohl!
Entgiftung des Körpers durch Baden im Mineralwasser – jawohl! Aber das Trinken dieses anorganischen Mineralwassers bringt nur ernsthafte Schwierigkeiten.

Mein ehrlicher Ratschlag für Sie ist: **„Trinken Sie kein Mineralwasser!"**

Denken Sie immer daran, daß Ihr Körper anorganische Mineralien nicht verarbeiten kann. Ihr Körper kann nur organische Mineralstoffe assimilieren, das heißt, nur solche von natürlichen Lebensmitteln.

Was ist Gicht?

Manche Menschen sind verstört, wenn ihnen ein Arzt seine Diagnose „Gicht" mitteilt, um ein schmerzendes Gelenk zu erklären. Dies betrifft besonders die großen Zehen. Vielleicht erinnern Sie sich an die alten Bilder eines britischen Lords, der ein umwickeltes Bein auf einen vor im stehenden Stuhl gelegt hat und ein schmerzverzerrtes Gesicht zur Schau trägt. In diesem unglücklichen Zustand war er durch seine maßlose Völlerei gekommen. Seine Kost war viel Fleisch, Eier, Milch und Käse, fette Soßen und Fleischtunken, wobei alles mit Wein, Bier oder Wasser heruntergespült wurde, mit Flüssigkeiten, die chemische Stoffe und anorganische Mineralien enthielten.

In mehr als 65 Jahren habe ich die eiweißreiche Nahrung kommen und gehen sehen. Die Befürworter dieser Diäten begründeten sie verstandesgemäß mit den Darlegungen, daß wir aus Eiweiß (Protein) bestehen und deshalb davon täglich große Mengen essen müßten, um unsere Körper aufzubauen und ihm Kraft zu geben.
Tierisches Eiweiß ist aber sehr stark mit Harnsäure angereichert. Gicht wird verursacht durch eine Störung in der Herstellung, Neutralisierung und Ausscheidung der Harnsäure. Nach einer Reihe von biochemischen

Prozessen, die im Körper stattgefunden haben, um das Eiweiß aufzuschließen, bleibt als Endprodukt die Harnsäure übrig. Eine gewisse Menge davon ist normalerweise im Blut vorhanden – etwa fünf oder sechs Milligramm – pro 100 Milligramm Blutserum. Wird die Menge aber überschritten, besteht die Gefahr der Ablagerung von Harnsäure in den Gelenken, was wir Gicht nennen.

Wodurch wissen Sie, daß Sie Gicht haben?

Wenn Sie starke Schmerzen in einem Ihrer Gelenke erleiden, sehr oft im Gelenk des großen Zeh, dann wird Ihr Arzt vermuten, daß dies eine spezielle Entzündungsart (Arthritis) ist, welche als gichtige Arthritis oder einfach nur als Gicht bekannt ist. Zum Unterschied zur chronischen Arthritis gibt es keinen Restschmerz zwischen intensiven Anfällen. Wenn der Krankheit nicht begegnet wird, werden die Zeitabstände zwischen den einzelnen Anfällen immer kürzer und das Gelenk verformt sich.

Harnsäurekristalle sowie solche aus anorganischen Mineralien von hartem Trinkwasser lagern sich in den Schleimbeuteln, neben den Gelenken, ab. Daraus entsteht die Entzündung und schließlich die Deformierung. Die gleichen Ablagerungen kann man in dem Knorpel finden, der jeden Knochen im Körper umgibt. Bei Gicht werden sie als charakteristische Anzeichen gefunden, Gichtknoten (Toplei) genannt.

Die Nieren sind oft in diesen Gesundheitsstörungen mit einbezogen. Die in den Nieren vorhandenen Röhrchen können durch Harnsäurekristalle und anorganische

Mineralien verstopft werden. Diese Kristalle werden oft aus den Nierengängen vom Körper wieder absorbiert und vergrößern so die Schwierigkeiten. Es ist eine Tatsache, daß die gefährlichste Komplikation bei Gicht eine Schädigung der Nieren ist.

Kugel und Pfanne/ Scharnier/Eigelenk

In den Gelenken der Schulter, Ellenbogen, Handgrundgelenken und Handgelenken können sich anorganische Mineralien aus Salz und hartem Wasser und toxische Säurekristalle aus falscher Ernährung ansetzen. Dadurch werden ein oder mehrere Gelenke betroffen, deformiert oder verkrüppelt, so daß Schmerzen entstehen und die Beweglichkeit eingeschränkt wird.

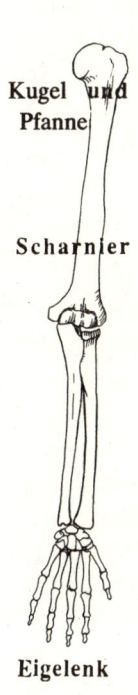

Kugel und Pfanne

Scharnier

Eigelenk

Vier Gelenkarten

- *Kugel und Pfanne – diese Gelenkart finden wir in den Hüften und Schultern und sie erlaubt die größte Beweglichkeit aller Gelenke im Körper.*

- *Wirbelsäulen-Gelenke sind Sattelgelenke, die sich vorwärts, rückwärts und seitwärts bewegen können.*

- *Scharnier-Gelenke sind wie die bekannten Scharniere gebaut, sie erlauben Bewegungen vor- und rückwärts wie bei einer Zimmertür. Die Knie und Finger haben Scharniergelenke.*

- *Zapfengelenke erlauben den Knochen, sich im Gelenk zu drehen, wie ein Schlüssel im Schloß.*

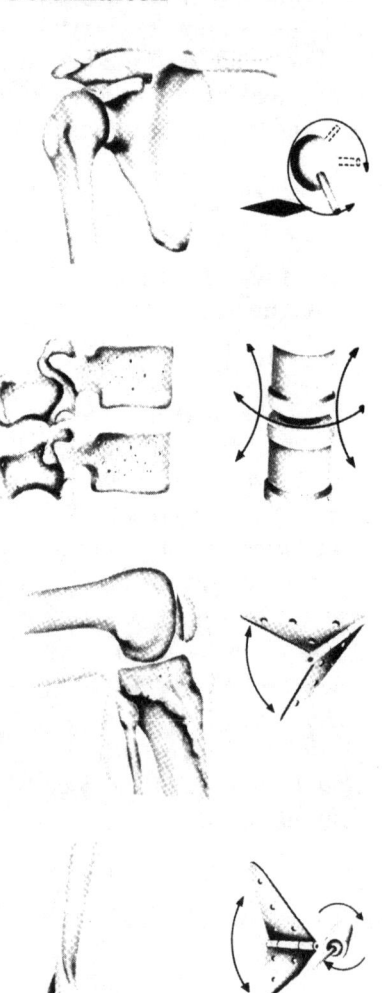

Der Ellenbogen ist eine Kombination von Dreh- und Scharniergelenk. Dank dieses Gelenks kann sich ein Knochen des Unterarms um den anderen drehen.

Was können wir gegen diese schmerzhaften und bedrückenden Zustände tun? Es ist mir nicht möglich, in diesem Buch Kuren anzugeben. Dieses Buch wurde nicht geschrieben, um zu heilen, sondern um Sie zu informieren, welches Gesundheitsprogramm zweckmäßigerweise befolgt werden sollte, um es der Natur zu ermöglichen, die schmerzhaften Zustände zu beseitigen. Wenn diese Krankheit Sie trifft, so ist der erste Schritt **zu fasten!**
Fasten Sie mindestens eine Woche mit dampfdestilliertem Wasser (warm oder kalt), angereichert mit dem frischen Saft von Zitronen und ¼ bis ½ Teelöffel Honig, falls gewünscht. Das Trinken großer Mengen reinen, dampfdestillierten Wassers hilft den Nieren, sich selbst zu reinigen und verhütet oft die Bildung von Nierensteinen. Nach dem Fasten mit dampfdestilliertem Wasser sollte Ihre Kost alle Nahrungsmittel vermeiden, die viel Purine enthalten.

Dies ist ein chemischer Stoff, der Vater der Harnsäure genannt wird. Jemand, der an Gicht leidet, sollte keine Nieren, Leber und sonstige Innereien, Sardinen, Anchovies und Fleischextrakt zu sich nehmen. Sogar Fleisch, insbesondere Schweinefleisch, Fisch, Wurst, Erbsen, Bohnen, Linsen, Käse, Eier, Milch und Milchprodukte sollten vermieden werden.

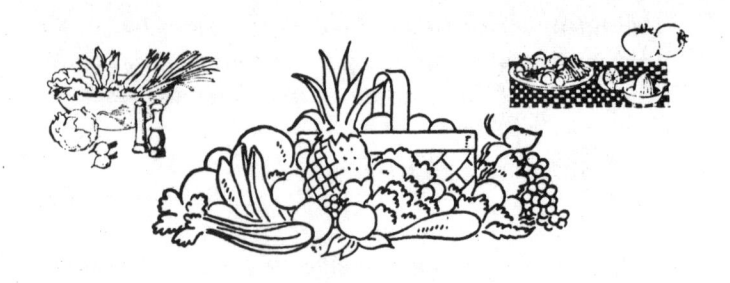

Früchte und Gemüse sind die besten Gaben der Natur

Den besten Schutz gegen Erkrankungen bieten rohe Früchte und Gemüse. Etwa 60 % der Kost sollten rohe Früchte und Gemüse und deren frische Säfte sein. Richtig gekochtes Gemüse, Sonnenblumenkerne und Sesamkörner sollten den Eiweißbedarf decken. Sogar Vollkornbrot sollte für mindestens ein Jahr vermieden werden. Regelmäßig müßte jede Woche ein 24-stündiger Fastentag nur mit dampfdestilliertem Wasser eingeschoben werden.

Arthritis und Rheumatismus

Es herrscht eine ziemliche Verwirrung bei der Verwendung der Worte Rheumatismus und Arthritis. Heutzutage wird das Wort Rheumatismus meistens für alle Schmerzen und Beschwerden in und um die Gelenke benutzt. Bei genauer Betrachtung des Wortes würden rheumatische Erkrankungen nicht nur die der Knochen und Knorpel umfassen, sondern auch die der Sehnen und die des Bindegewebes, welches die Knochen umgibt oder die Knochen verbindet. Wir gebrauchen auch das Wort **Bursitis** (Schleimbeutelentzündung), wenn die Entzündung sich auf die **Bursa** (Schleimbeutel, als Polster eines hervorstehenden Knochenendes) beschränkt.

In Verbindung mit dem Überbegriff Rheuma ist es interessant festzustellen, daß eine von 20 Personen in Amerika rheumatische Beschwerden hat. Soweit ich weiß, ist die Anzahl der Gelenkerkrankungen in Europa ähnlich (10 bis 15%) hoch. Somit ist Rheuma eine der Hauptzivilisationskrankheiten. Ungefähr die Hälfte all dieser Leute haben in Wirklichkeit Arthritis und von diesen sind etwa 10 Prozent bis zu einem gewissen Grad körperbehindert. All diese Dinge sind Anzeichen dafür, daß die Arthritis – dieses Wort bedeutet strenggenommen Gelenkentzündung – eine mit Recht gefürchtete Krankheit ist. Man hat geschätzt, daß es mehr als 50 verschiedene Abarten dieser Krankheit gibt. Die am meisten gefürchtete ist diejenige, welche man unter dem Namen rheumatoide Arthritis kennt. Alle Lebensalter können betroffen sein. Sogar kleine Kinder können unter dieser deformierenden Krankheit leiden.

Gemäß den alten Hindu-Schriften ist die richtige Nahrungsmenge die Hälfte dessen, was man bequem essen kann.

Das Skelett des Körpers, die Knochen und die Gelenke

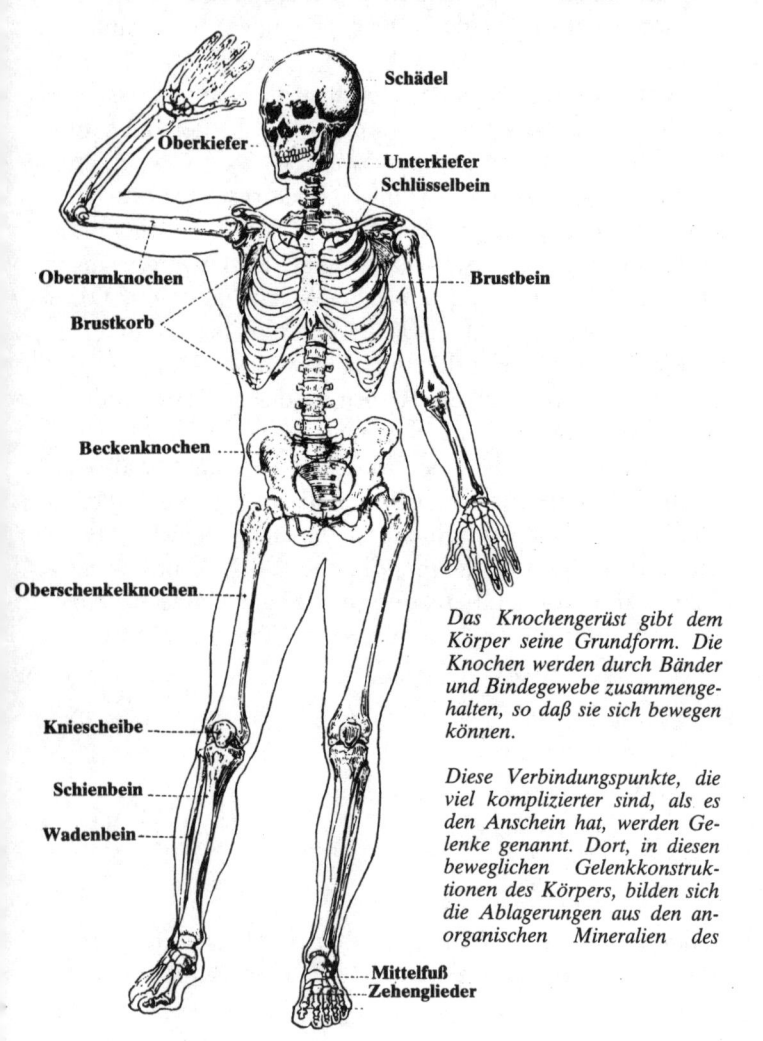

- Schädel
- Oberkiefer
- Unterkiefer
- Schlüsselbein
- Oberarmknochen
- Brustbein
- Brustkorb
- Beckenknochen
- Oberschenkelknochen
- Kniescheibe
- Schienbein
- Wadenbein
- Mittelfuß
- Zehenglieder

Das Knochengerüst gibt dem Körper seine Grundform. Die Knochen werden durch Bänder und Bindegewebe zusammengehalten, so daß sie sich bewegen können.

Diese Verbindungspunkte, die viel komplizierter sind, als es den Anschein hat, werden Gelenke genannt. Dort, in diesen beweglichen Gelenkkonstruktionen des Körpers, bilden sich die Ablagerungen aus den anorganischen Mineralien des

Das Skelett des Körpers – Rückansicht

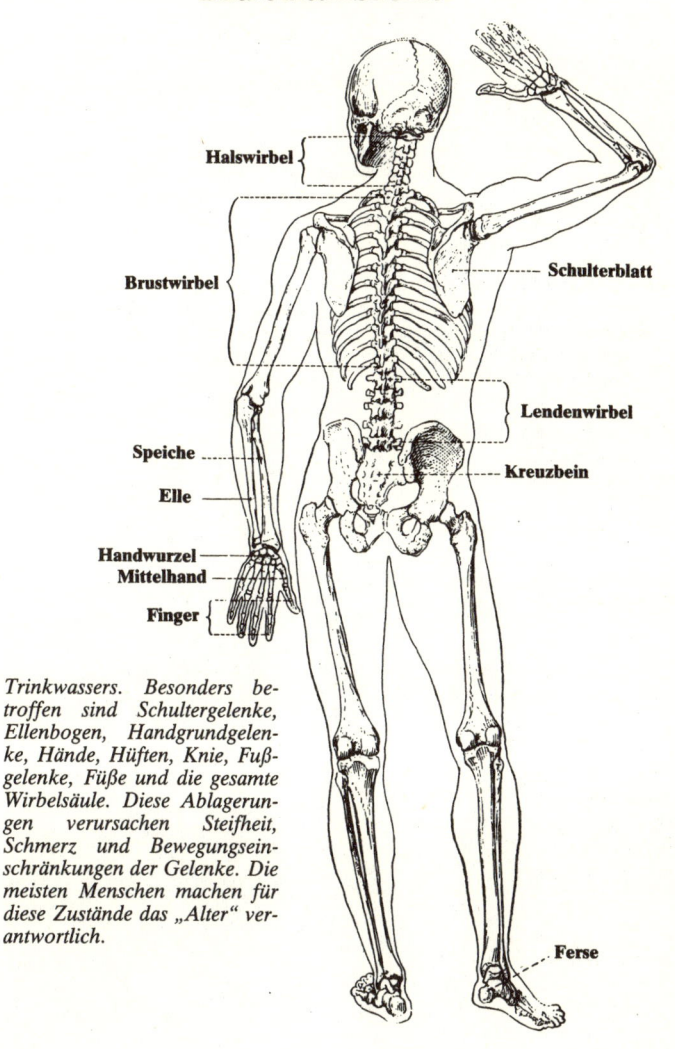

- Halswirbel
- Brustwirbel
- Schulterblatt
- Lendenwirbel
- Speiche
- Kreuzbein
- Elle
- Handwurzel
- Mittelhand
- Finger
- Ferse

Trinkwassers. Besonders betroffen sind Schultergelenke, Ellenbogen, Handgrundgelenke, Hände, Hüften, Knie, Fußgelenke, Füße und die gesamte Wirbelsäule. Diese Ablagerungen verursachen Steifheit, Schmerz und Bewegungseinschränkungen der Gelenke. Die meisten Menschen machen für diese Zustände das „Alter" verantwortlich.

Anmerkung der Redaktion: Die Bezeichnungen über Rheuma gehen im allgemeinen deutschen Sprachgebrauch sehr durcheinander, genauso wie im amerikanischen.

Selbst in der medizinischen Fachsprache werden – sowohl im deutschen wie im englischen Sprachraum – die Bezeichnungen nicht ganz einheitlich gleichsinnig verwendet.

Zu dem verwaschenen allgemeinen Sammelbegriff „Rheuma" gehören zwei ganz unterschiedliche Erkrankungen:

1. das „echte" Gelenkrheuma, in der medizinischen Fachsprache rheumatische Arthritis oder früher primär chronische Polyarthritis (PCP), eine Erkrankung der Gelenkinnenhäute, die im Laufe der Jahre die Gelenke zerstört.

2. das sogenannte Weichteilrheuma, welches Weichteile, meist in Gelenknähe, befällt (Sehnen, Sehnengleitlager, Gelenkkapseln, Muskeln, Sehnen- und Wurzelansätze), auch sehr schmerzhaft, führt aber nicht zur Zerstörung der Gelenke; das Weichteilrheuma ist viel häufiger als das echte Gelenkrheuma.

Arthritis ist sowohl in der deutsch- als auch in der englischsprachigen Fachsprache eine Gelenkentzündung. Arthritis gibt es bei den unterschiedlichsten Erkrankungen: beim Rheuma (beide Gruppen), bei der Gicht, infektiös durch eingedrungene Bakterien, allergisch als Reaktion auf an anderer Stelle im Körper vorhandene Bakterien- oder Virusinfektionen. Wir haben die Bezeichnungen in der Übersetzung so belassen, wie sie Dr. Bragg verwendet hat, auch wenn sie von der hier beschriebenen Systematik abweichen.

Die rheumatische Arthritis kann die verschiedensten Teile des Körpers angreifen, aber die Gelenke sind die Hauptzielgruppen. Wenn eine Entzündung in einem oder in mehreren Gelenken vorliegt, so ist ein Anfall gekennzeichnet von Röte, Hitze und Schwellung. Sobald ein Gelenk angeschwollen und schmerzhaft ist, kann man es nur noch schwer bewegen und dadurch wird es weniger beweglich, sowohl durch die Krankheit selbst als auch durch den Mangel an Bewegung. Die Muskeln schrumpfen, weil sie nicht benutzt werden und das Opfer scheint dicke und sehr empfindliche Gelenke mit dünnen Armen und Beinen zu haben.

Es ist kein Heilmittel für rheumatische Arthritis bekannt. Auch ich kann Ihnen keine Kur anbieten. Wiederum ist alles, was ich Ihnen anbieten kann, ein Gesundheits-Plan zum Leben. Nur die grundlegenden biologischen Funktionen des Körpers können dazu beitragen, dieses Leiden zu beseitigen.

Bewegungsübungen

Ihre Muskeln müssen bewegt werden, aber in der richtigen Art und Weise. Wenn Sie Ihre 600 Muskeln nicht benutzen, so verlieren Sie diese! Die einfachen, nachfolgend beschriebenen Übungen verhüten nicht nur Ihren Muskelschwund, sondern sorgen auch für die Beweglichkeit Ihrer Gelenke. Selbst wenn es bei den Übungen in den betroffenen Gelenken etwas weh tut, so müssen Sie doch versuchen, sie durchzuführen. Allmählich werden sich die Muskeln und Gelenke lockern und so die toxischen Kristalle freisetzen, so daß sie aufgelöst und durch das Ausscheidungssystem eliminiert werden können. Eine große Erleichterung von Schmerzen und Schwellungen kann durch Wärme erreicht werden. Wärme löst die Verspannung der Muskeln und verbessert dadurch die Durchblutung bei den Muskeln und Gelenken. Im allgemeinen ist es am besten, die Wärme (heißes Bad oder heißer Umschlag) vor der Bewegungsübung anzuwenden. Dies hilft, die Gelenke und Muskeln zu entspannen und zu lockern, so daß das Training leichter vonstatten geht.

In den großen Thermal-Sole-Bädern habe ich viele Rheumatiker erlebt, die wundervolle Erleichterung durch warmes Mineralwasser erhielten. Wenn Sie nicht eine heiße Quelle zur Behandlung besuchen können, so empfehle ich, Bittersalzbäder zu nehmen (eine Tasse Bittersalz auf eine Wanne voll sehr warmen Wassers), Bett-Bretter helfen bei der Vorbeugung. Bei einer weichen, nachgiebigen Matratze biegt die Wirbelsäule durch. Ich persönlich schlafe auf einem ungefederten Bett, d. h. nur eine dünne Matratze auf einer hölzernen Platte. Dies ist eine gute Methode, um die Wirbelsäule stark und elastisch zu erhalten.

A **B** **C** **D**

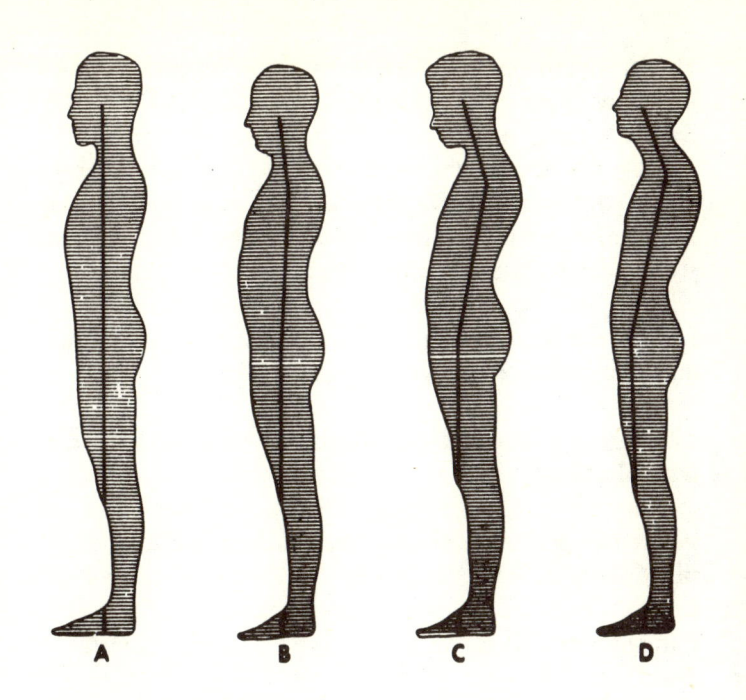

Körperhaltungen

a) *gut:* Kopf, Rumpf und Oberschenkel in gerader Linie; Brust hoch und vorgestreckt; Bauch flach; Rückenkurven normal;

b) *noch befriedigend:* Kopf hoch; Bauch betonter; übertriebene Wölbung des oberen Rückens; leichtes Hohlkreuz;

c) *schlecht:* müde Haltung; Kopf vorgebeugt; Bauch 'rausgestreckt; Schulterblätter hervorstehend; Hohlrücken;

d) *sehr schlecht:* Kopf falsch nach vorn geneigt; sehr ausgeprägte Wölbung im oberen Rücken; Bauch herausgestreckt; Brust eingefallen; Hohlkreuz;

Haltungsübungen zur Vermeidung eines runden Rükkens und eines gebeugten Nackens sind sehr wichtig. Solche Übungen sollten wirklich von jedermann durchgeführt werden, auch von denen, die keine Anzeichen von Arthritis haben. Dadurch wird die jugendliche Haltung so lange wie möglich erhalten. Gehen Sie aufrecht, stehen Sie gerade und sitzen Sie gerade!

Lassen Sie Ihre Muskeln arbeiten, um Sie gerade und aufrecht und so stark wie möglich zu halten.

Alle großen Männer der Weltgeschichte hatten eine gute Haltung!

Auch Sie können eine solche erreichen – durch Training!

Fangen Sie noch heute an! Übung macht den Meister!

Lassen Sie mich nochmals betonen, daß nach meiner Meinung das Übel der Arthritis durch die folgenden Faktoren hervorgerufen wird:

– hartes Wasser, gesättigt mit anorganischen Mineralsalzen;

– eine unausgewogene Ernährung, wodurch sich Säurekristalle bilden, die sich in den Gelenken lagern;

– zu wenig Bewegung des Körpers im allgemeinen;

Es ist eine Kombination von unnatürlichen Lebensgewohnheiten. Jede Wirkung muß eine Ursache haben! Es gibt immer eine Ursache, warum sich Dinge im Körper ereignen. Wenn wir nicht nach den Gesetzen der Natur leben, so werden wir krank. Das ist die einzige Ursache für fast alle Leiden.

„Sich die Gesundheit zu erhalten ist eine moralische und religiöse Pflicht, denn Gesundheit ist die Basis für alle sozialen Tugenden. Wir können nicht länger nützlich sein, wenn wir nicht in Ordnung sind."

Dr. Samuel Johnson

Lassen Sie Ihr Gehirn nicht zu Stein werden!

Mein Nachbar ist 65 Jahre alt! Ich sagte 65 Jahre **alt** nicht 65 Jahre **jung**. Er wird in einigen Monaten gezwungen sein, seine Stellung als Abteilungsleiter in einer großen Firma aufzugeben. Er wird pensioniert.

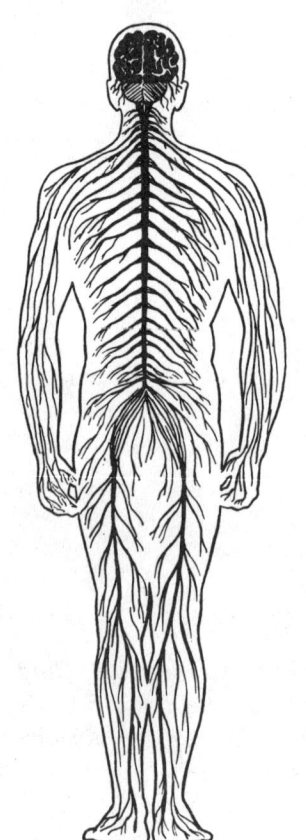

Das Nervensystem ist das Nachrichtensystem Ihres Körpers.

Es besteht aus dem Gehirn und den Nerven, die sich durch den ganzen Körper ziehen. Die Nerven haben große Unterschiede in ihrem Durchmesser.

Warum verlangen so viele Firmen, daß alle ihre Angestellten mit 60 oder 65 Jahren in Rente gehen? In den meisten Staaten Europas erfolgt mit 65 Jahren die Zwangspensionierung. Der Grund liegt in der Tatsache, daß die meisten Menschen mit 65 Jahren eine Verhärtung der Gehirnarterien haben.

Das Gehirn hat dann viel von seiner Durchblutung verloren und erhält nicht mehr den lebensnotwendigen Sauerstoff, der es scharfsinnig, kreativ, hellwach und positiv macht. Berücksichtigen Sie, daß viele der Adern, die das Gehirn versorgen, so dünn wie Ihre Kopfhaare sind. Jahrelanges Trinken von mineralhaltigem Wasser und das Essen unausgewogener Nahrungsmittel mit viel Kochsalz haben Verkrustungen und Ablagerungen toxischer Säurekristalle verursacht und so die Arterien verhärtet und verstopft. Diese Arterien, Venen und Kapillaren müssen ja das Gehirn mit sauerstoffhaltigem Blut versorgen. Es besteht ein echter Zusammenhang zwischen körperlicher und geistiger Frische. Es konzentriert sich alles in der Tatsache, daß wir einen gesunden Geist in einem gesunden Körper haben müssen. Die Menschen bauen in ihren Blutgefäßen, die das Gehirn versorgen, Steingebilde auf, genau so, wie sich die großen Tropfsteingebilde aus Kalkstein in den Tropfsteinhöhlen aufbauen – Tropfen um Tropfen.

Dort können Sie die imposanten Säulen von Stalakiten und Stalagmiten betrachten, die von anorganischem Mineralwasser Tropfen um Tropfen gebildet werden. Das Gehirn wird nicht zu Stein in ein paar Jahren, aber durch das Trinken von anorganischem Mineralwasser und durch das Essen toter Nahrung werden Jahr um Jahr Steingebilde im menschlichen Gehirn geformt.

Gehören Sie schon zum „alten Eisen"?

Große Firmen und Behörden akzeptieren keine Bewerbung von einem Mann oder einer Frau, die älter als 50 Jahre sind. Die Firmen wissen aus praktischer Erfahrung, daß eine beträchtliche Verschlechterung des Gehirns bei Menschen über 50 Jahren vorhanden ist. Alles kann man auf einfache Physik zurückführen. Sie haben dünne Adern, die zum Gehirn führen. Die Art und Weise, wie der Durchschnittsmensch ißt und trinkt, verursacht Entartungserscheinungen in diesen Adern und im Gehirn selbst. Je länger nun der normale Mensch lebt, desto größer werden diese Degenerationserscheinungen im Gehirn. Viele ältere Mitbürger geben zu, daß ihre Gehirnfähigkeiten nachlassen. Sie werden Ihnen sagen, wie schlecht ihr Gedächtnis ist, so daß sie sich nicht mehr an Namen und Ereignisse erinnern können. Ein Gehirn, das verkalkt, kann nicht die Fähigkeit haben, hellwach und scharfsinnig zu sein. Wenn dieser Zustand sich weiter verschlechtert, sprechen wir von Senilität.

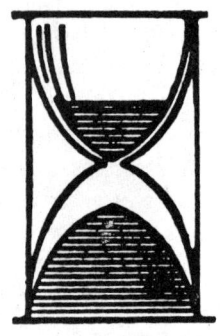

Im Laufe der Zeit verdichtet sich das Gehirn soweit, daß der Zeitpunkt erreicht wird, wo kein Gedächtnis mehr existiert. Dies nennt man dann ein Leben in tiefster Senilität. Oder ist es nicht ein lebender Tod?

*„Die Menschen sterben nicht, sie **töten** sich selbst."*
Seneca, ein römischer Philosoph

Kontrollbezirke im Gehirn

Alles was Sie tun, wie Sehen, Hören, Sprechen oder sich bewegen wird von einem bestimmten Teil Ihres Gehirns kontrolliert.

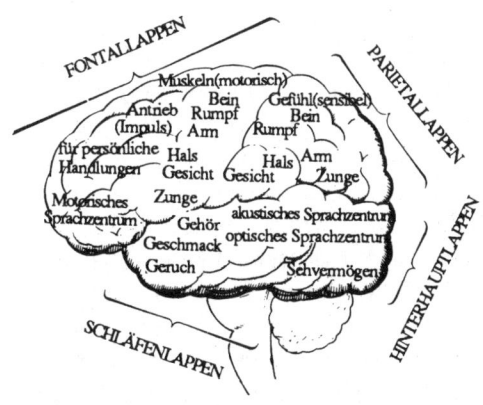

Aufbau einer Zelle

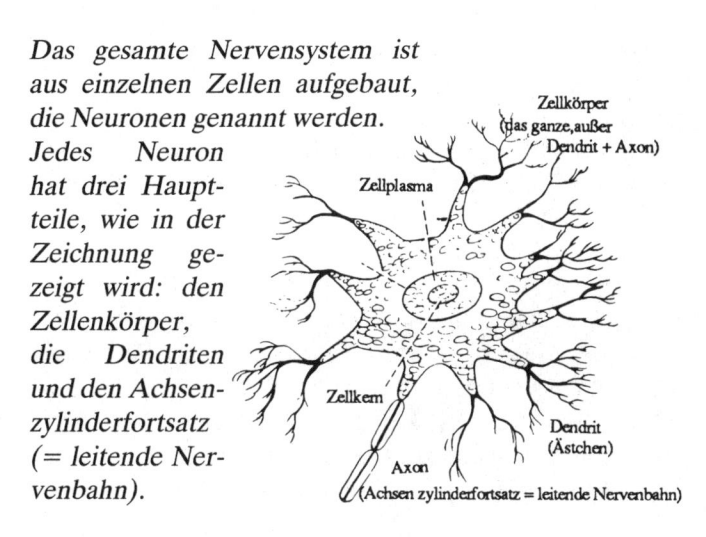

Das gesamte Nervensystem ist aus einzelnen Zellen aufgebaut, die Neuronen genannt werden. Jedes Neuron hat drei Hauptteile, wie in der Zeichnung gezeigt wird: den Zellenkörper, die Dendriten und den Achsenzylinderfortsatz (= leitende Nervenbahn).

Wie das Gehirn funktioniert

Haben Sie jemals darüber nachgedacht, warum Sie denken können?
In dem schützenden Gehäuse des knochigen Schädels ist eine Masse vorhanden, die wir „graue Gehirnmasse" nennen. Die graue Masse ist ein Gewebe aus Millionen von Nervenzellen, die miteinander verwoben sind, so daß wir sehen, hören, riechen, schmecken und fühlen können und somit eine Bewußtseinswerdung unseres Daseins auf dieser Erde erlangen.
Wenn bei dem Durchschnittsmenschen das Gehirn langsam versteinert, geht viel von einer guten Denkfähigkeit verloren. Das Sehen verschlechtert sich mehr und mehr, der graue Star entwickelt sich, was tatsächlich eine Steinbildung über den Augen ist. Das Hören läßt nach, da die Arterien, die zu den Ohren führen, sich verengen durch Ablagcrungen aus anorganischen Mineralien. Das sind alles Degenerationskrankheiten. Es wird das Alter verantwortlich gemacht, nicht die Art, wie wir gelebt haben. Die graue Masse, die wir Gehirn nennen, muß ein mit Sauerstoff angereichertes Blut haben oder sie entartet. Alle lebenden Zellen des Körpers brauchen Sauerstoff in großer Menge, um zu überleben. Senilität ist in Wirklichkeit Sauerstoffmangel im Gehirn.
Mit der „grauen Masse" also denken wir, erkennen wir, haben Erinnerungen, Urteilsfähigkeit und Glaubenskraft. Der Name „graue Masse" ist dadurch entstanden, weil das Gehirn teilweise eine rosagraue Farbe hat, obwohl das Gehirn auch einen weißfarbigen Teil besitzt. Unser Verhalten und unsere Gefühle werden durch diese Gewebemasse kontrolliert. Wir wissen heute, daß die Absonderungen der endokrinen Drüsen ebenfalls in

den Strom der Informationen eintreten, die die Gehirnzellen betreffen.

Diese Struktur, das Gehirn, ist ein unglaublich kompliziertes elektro-chemisches Organ. Es ist so variabel wie die Fingerabdrücke bei den Menschen.

Es ist ein Wunder des Lebens – ein Wunder, das uns Freude und Sorgen gibt, Philosophie und Verstehen, die Fähigkeit, Schlüsse zu ziehen, Willenskraft und die Möglichkeit zu fühlen. Philosophen haben es als „des Menschen unbesiegbaren Geist" bezeichnet. Wenn wir berücksichtigen, was durch menschliche Gehirne im Laufe der Jahrhunderte entwickelt worden ist, können wir fast das Adjektiv „unbesiegbar" als richtig bezeichnen.

Für Kopfarbeit muß man beim Essen mäßig sein.

Beecher

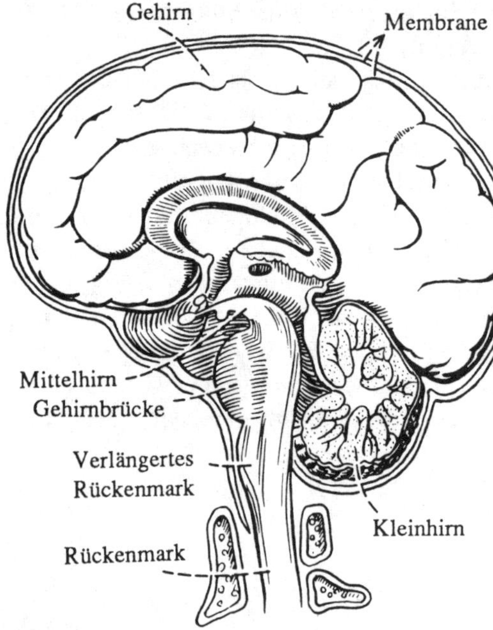
Gehirn
Membrane
Mittelhirn
Gehirnbrücke
Verlängertes Rückenmark
Kleinhirn
Rückenmark

Gehirn eines Erwachsenen

Das Gehirn eines Erwachsenen wiegt nur ca. 3 Pfund, aber es leitet alle Gedanken, Gefühle und Taten.

Um den unbesiegbaren Geist zu besitzen, müssen wir es fortlaufend mit sauerstoffreichem Blut versorgen. Aus diesem Grund dürfen die zum Gehirn führenden Adern nicht durch anorganische Mineralien verstopft sein. Wenn Sie ein gut funktionierendes Gehirn zurückgewinnen und behalten möchten, dann verwenden Sie nur noch dampfdestilliertes Wasser und frische Frucht- und Gemüsesäfte als Getränke. Bleiben Sie weg von Leitungswasser, Alkohol, Tee, Kaffee, Cola und Limonaden.

Das Gehirn braucht eine besonders gute Ernährung

Das Gehirn muß gut ernährt werden, damit es richtig funktioniert. Kein anderer Körperteil reagiert schneller auf falsche Ernährung. Was braucht nun diese wundervolle Konstruktion als Nahrung?

Es benötigt Lebensmittel, die reich an Enzymen sind. Rohe Früchte und rohe Gemüse und deren frische Säfte stellen eine vorzügliche Ernährung dar. Sojabohnen, die außerordentlich reich an Lezithin sind, sollten mehrmals in der Woche gegessen werden. Lezithin (pulverisiert, flüssig, als Kapseln, Tabletten oder als Granulat) können Sie auch in Ihrem Naturkostladen oder im Reformhaus kaufen. Gesunde Gehirnnahrung sind auch Sonnenblumenkerne, Sesamkörner und Kürbissamenkörner.

Organische Mineralien sind lebensnotwendig

Das Gehirn braucht Phosphor. Organischen Phosphor findet man in Bohnen aller Art, z. B. Pferdebohnen (große Bohnen), weißen Bohnen und Linsen. Andere Phosphorquellen sind alle Voll-Getreidearten, Natur-Reis, Mandeln, Erdnüsse und Walnüsse. Mageres Fleisch, Eiweiß und natürlicher, nicht chemisch behandelter Käse enthalten ebenfalls Phosphor.

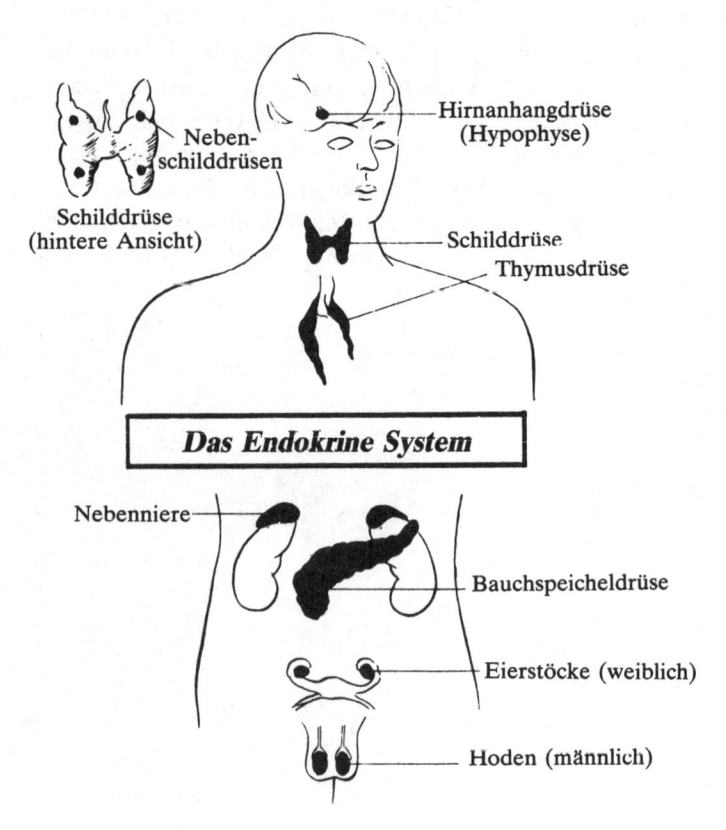

Das Endokrine System

- Nebenschilddrüsen
- Schilddrüse (hintere Ansicht)
- Hirnanhangdrüse (Hypophyse)
- Schilddrüse
- Thymusdrüse
- Nebenniere
- Bauchspeicheldrüse
- Eierstöcke (weiblich)
- Hoden (männlich)

Organische Mineralien werden gebraucht, um den Körper stark, jugendlich und gesund zu halten. Sie sind wesentliche Faktoren in der Verdauung und Assimilierung und wichtige Bestandteile bei den Verdauungssäften, indem sie den osmotischen Austausch zwischen Lymph- und Blutzellen regulieren.

Kurz zusammengefaßt, organische Mineralien sind unverzichtbar für die einwandfreien physiologischen Funktionen aller Körperdrüsen.

Mineralien machen den Menschen

Man schätzt, daß ein normaler Mensch, der 75 kg wiegt, sich wie folgt zusammensetzt:

Ein Mensch mit 75 kg besteht aus:

20 kg	*Sauerstoff*
16 kg	*Kohlenstoff*
6,2 kg	*Wasserstoff*
1,4 kg	*Stickstoff*
1,5 kg	*Kalzium*
2,1 kg	*Phosphor*
100 g	*Chloride*
100 g	*Schwefel*
85 g	*Kalium*
70 g	*Natrium*
55 g	*Fluor*
40 g	*Magnesium*
7 g	*Silizium*
5 g	*Eisen*

- Wasser 47 kg
- Proteine 12 kg
- Fett 11 kg
- Salze 3,5 kg
- Zucker 1,5 kg
- Vitamine

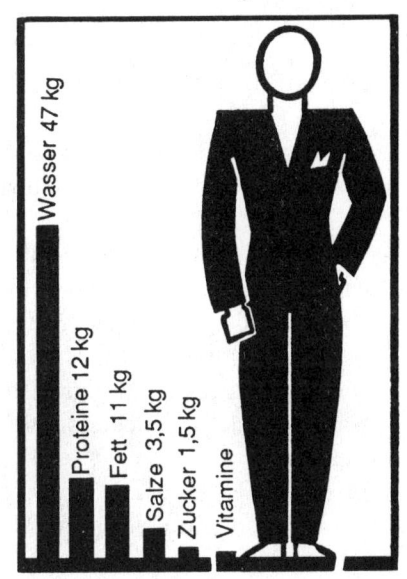

Spuren-Elemente

Der Körper enthält auch Spuren folgender wichtiger Elemente:

Mangan, Aluminium, Jod, Kupfer, Blei, Zink, Lithium, Kobalt, Helium, Neon usw.

Woraus besteht ein Mensch?

Gemäß B. A. Howards Buch: „Das richtige Studium des Menschen" enthält der menschliche Körper:

- genug Wassser, um ein 40-Liter-Faß zu füllen;
- genug Fett, um 7 Stangen Seife herzustellen;
- genug Kohle für 9000 Bleistift-Minen;
- genug Phosphor für 2200 Streichholzköpfe;
- genug Eisen für 1 mittelgroßen Nagel;
- Kalk, gerade ausreichend, um einen Hühnerstall zu weißen;
- Mikroskopische Mengen an Spurenelementen wie Kobalt, Jod, Zink, Kupfer, Molybdän, Titan, Beryllium usw.

Man nehme alle die Ingredienzien und kombiniere sie in der richtigen Weise, in den richtigen Proportionen und das Resultat ist dann anscheinend – ein Mensch!

Denken Sie daran – es sind alles organische – nicht anorganische Chemikalien, Mineralien und Metallverbindungen. Es besteht eine klare Trennungslinie zwischen beiden Arten. Obwohl die chemische Analyse die gleiche ist, egal ob sie in der Luft, in der Erde, in den

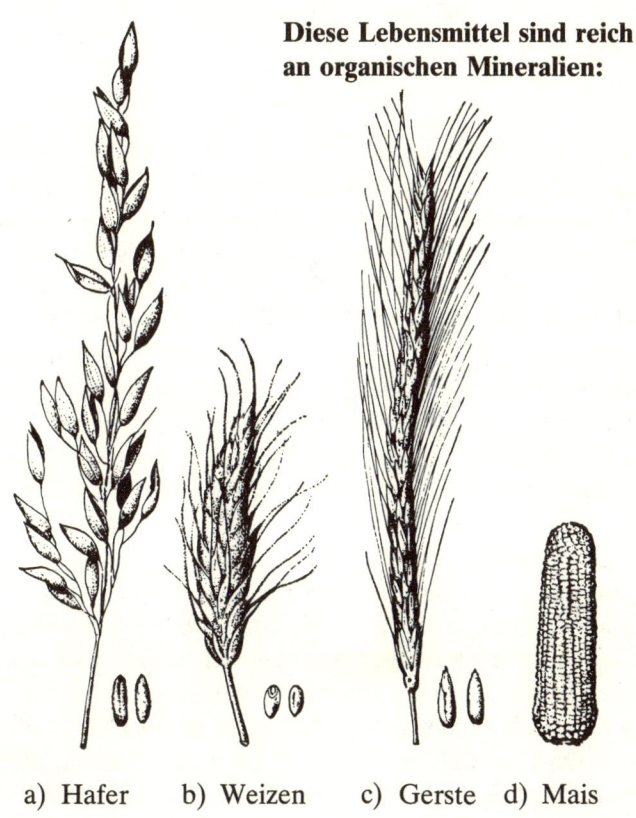

Diese Lebensmittel sind reich an organischen Mineralien:

a) Hafer   b) Weizen   c) Gerste   d) Mais

121

Pflanzen oder Tieren vorkommen. Nur durch den Lebensprozeß der Pflanzen werden die Bestandteile der Luft und des Bodens vitalisiert. Nur diese Eigenschaft der Vitalität unterscheidet zum Beispiel das Eisenatom in den roten Blutkörperchen von dem in anorganischen Eisen oder in Zubereitungen aus anorganischen Eisen. Sie können jahrelang an Eisennägeln lutschen und doch nie etwas organisches Eisen daraus gewinnen, um Ihr Blut aufzubauen! Essen Sie dagegen Brombeeren, so erhalten Sie organisch gebundenes Eisen, das vom Blut benutzt werden kann.

Die Anordnung der Atome, die ein Eisenmolekül bilden, ist die gleiche bei dem Eisennagel wie bei dem Eisen in den Brombeeren. Aber bei dem Eisen in den Brombeeren handelt es sich um organisches. Nur durch die wundervolle Fähigkeit der Photosynthese wandelt die lebende Pflanze die inerten anorganischen Mineralien in organische Mineralstoffe um. Diese kann dann der Mensch verwenden, um sich am Leben zu erhalten. Manchmal werden die Mineralstoffe des Körpers als „Mineralsalze" bezeichnet. Diese irreführende Terminologie hat die Allgemeinheit zu der falschen Auffassung verleitet, daß der Ausdruck „salz" sich auf das übliche Koch- oder Tafelsalz bezieht. Letzteres ist eine anorganische Chlornatriumverbindung, welche die meisten Menschen irrtümlicherweise als das wichtigste „Gewürz" zu fast allen Speisen betrachten. Man kann die Tatsache nicht oft genug wiederholen, daß eine wesentliche Umwandlung bei allen Mineralien in dem Moment stattfindet, wo sie in die pflanzliche Struktur eingehen. Andererseits bedeutet eine chemische Analyse oder Trennung der Mineralien die Zerstörung des lebenden Gewebes.

Natürlich wird der Chemiker in den Mineralien der „Asche" die gleichen Eigenschaften finden, wie in den Mineralien aus dem Erdboden. Aber die subtilen, unwägbaren Kräfte – Lebenselektrizität – entgehen ihm. Diese können nicht durch Laborvorgänge wie Kondensation oder Extraktion isoliert werden.

Wir müssen lernen zu erkennen, daß die Mineral-Elemente des Körpers tatsächlich „organisch" sind, – integrierte Teile des lebendigen Körpers und daß sie dem gleichen wesentlichen Wechsel, dem Leben und Tod, unterworfen sind, wie der gesamte Organismus.

Das organische Kalzium des Skeletts, das organische Natrium und Kalium, das im Blutserum gefunden wird, alle sind organisch geworden und haben so eine gewisse Lebensdauer, in der sie wichtige Funktionen zu erfüllen haben. Früher oder später werden die Moleküle ihre elektromagnetische Spannung verlieren, entsprechend dem Grad ihrer physiologischen Aktivität. Mit anderen Worten, sie haben ihren Zweck erfüllt und müssen durch frische Mineralstoffe ersetzt werden. Das ist der Grund dafür, daß 60–70 % Ihrer Nahrung aus frischen, lebenden rohen Früchten und Gemüsen bestehen sollte. Diese sind nämliche die großen Lieferanten der unwägbaren Kraft – der Lebenselektrizität!

Alkalische oder basenbildende Mineralien

Diese sind die Eliminatoren der toxischen Abfallgifte, die wirklichen Immunisierungsstoffe des Körpers. Die alkalischen Mineralien, die für den Ablauf der physiologischen Körperfunktionen so wichtig sind, sind Eisen, Natrium, Kalzium, Magnesium, Kalium und Mangan. Diese sind wesentlich bei der Bildung der Verdauungssäfte und den Sekreten der endogenen Drüsen beteiligt, welche wahrscheinlich alle wichtigen Prozesse des Körpers regulieren. Eisen ist nötig für die Bildung der roten Blutkörperchen, und es ist der Sauerstoffträger des Systems. Die Ausscheidung von Kohlendioxyd hängt überwiegend vom organischen Natrium ab, das ein Hauptbestandteil des Blutes und der Lymphe ist. Kalzium kombiniert mit Magnesium, Phosphor und Silizium macht mehr als die Hälfte der Knochenstruktur des Körpers aus. Es dient auch als Mittel zum Neutralisieren und Eliminieren von toxischen Säuren.

Bitte beachten Sie immer, wenn wir von diesen Mineralstoffen in der Körperchemie sprechen, so meinen wir nur **organische** Mineralien.

Gesundheit bei einem Menschen ist die Vollkommenheit des körperlichen Ablaufs, verbunden mit geistiger Energie und moralischer Kraft.

T. L. Nichols, M. D.

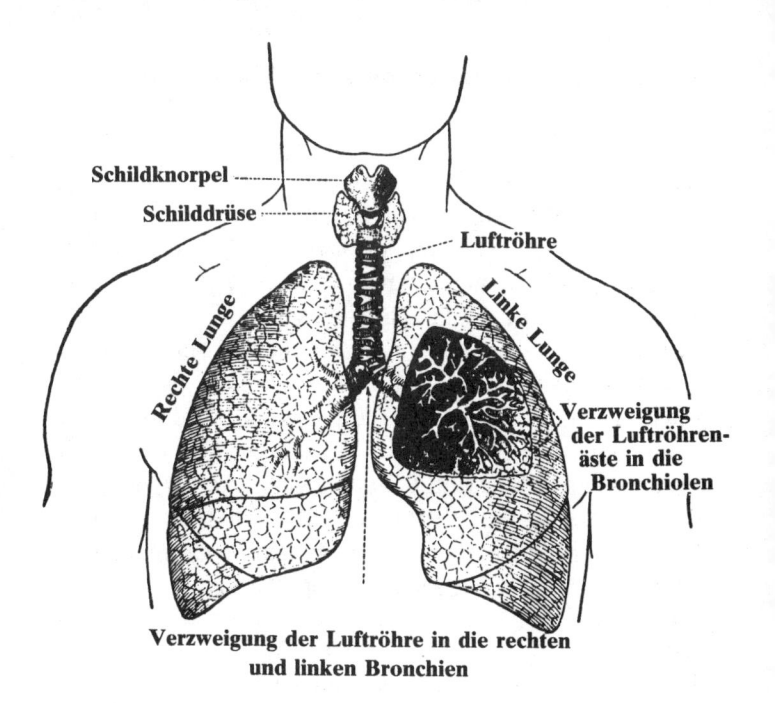

Schildknorpel
Schilddrüse
Luftröhre
Rechte Lunge
Linke Lunge
Verzweigung der Luftröhrenäste in die Bronchiolen

Verzweigung der Luftröhre in die rechten und linken Bronchien

Das untere Atmungs-System

Hier ist es, wo anorganische Mineralien und toxische Säurekristalle sich absetzen und dabei die Lieferung des lebensnotwendigen Sauerstoffs blockieren. Dies kann ernste Störungen im Atmungs-System verursachen.

Ein Arzt empfahl einer Dame, auf Tee und Kaffee zu verzichten. „Oh, ich werde aber beides sehr vermissen!" rief sie aus. Ihr ärztlicher Berater erwiderte: „Wahrscheinlich! Aber jetzt vermissen Sie die Gesundheit und wenn Sie nicht verzichten, werden Sie bald alles vermissen!"

Eisen, der Sauerstoffträger im Blut

Organisches Eisen ist unverzichtbar für die Bildung von Chlorophyll und Hämoglobin. Aufgrund seiner großen Affinität zu Sauerstoff spielt Eisen eine wichtige Rolle in der organischen Welt, und es hat eine sehr enge Verbindung zu den fundamentalen Prozessen bei der Umwandlung von Materie, dem Stoffwechsel.

Die Pflanze oder der Baum nimmt das anorganische Eisen aus dem Boden auf und bringt es in die Blätter, dort nimmt es teil an der Bildung der Chlorophyllkörnchen, dem grünen Farbstoff der Natur. Der Gehalt an organischem Eisen und Chlorophyll variiert in den verschiedenen Teilen der Pflanze. So enthalten zum Beispiel die grünen Außenblätter des Kohls viermal soviel Eisen wie die inneren, hellgrünen Blätter.

Wie die Pflanzen ihre Arbeit tun

Um die lebensnotwendigen Prozesse durchzuführen, ist jeder Organismus mit Strukturen ausgerüstet, die es ihm ermöglichen, die in seiner Umgebung befindlichen Materialien zu nutzen.

Pflanzen bedienen sich dafür ihrer Wurzeln, dem Stiel, der Blätter. **Die Wurzeln** verankern die Pflanzen im Boden und nehmen Wasser und Mineralien auf. **Die Blätter** sind reich an Chlorophyll und sind daher in der Lage, den Prozeß der Photosynthese durchzuführen, indem sie das von den Wurzeln gelieferte Wasser mit dem Kohlendioxyd der Luft verarbeiten und so Einfachzucker herstellen, eine organische Nahrung für die

Pflanze. **Der Stiel** ist ein Verbindungsstück, durch das das Wasser von den Wurzeln zu den Blättern geleitet wird und die Pflanze in eine Stellung bringt, die ein Maximum an Sonnenlicht garantiert. Stämme, Äste, Stiele und Stengel sind die Verbindungsstücke, um Zucker aus den Blättern zu allen Stellen der Pflanze oder eines Baumes zu bringen, wo es gebraucht wird bzw. abgelagert wird (z. B. in den Früchten).

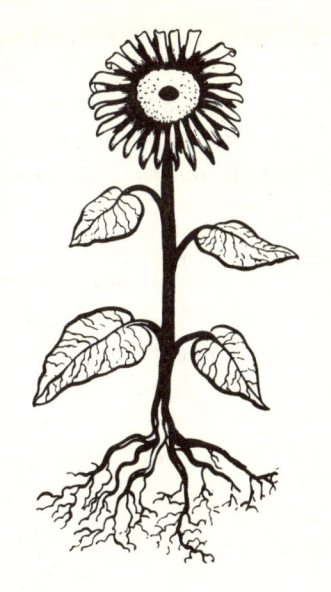

Eisen ist wichtig in Pflanzen, Tieren und Menschen

1) Zur Herstellung von Chlorophyll in den grünen Blättern der Pflanze, ebenso von Hämoglobin der roten Blutkörperchen.

2) Zur Entnahme von Kohlendioxyd und Stickstoff aus der Luft zur Synthetisierung in organische Materie durch das Chlorophyll und Sonnenlicht.

3) Für die Atmungsvorgänge bei Mensch und Tier. Das Hämoglobin trägt den Sauerstoff zu allen Teilen des Körpers und es erreicht jede einzelne Zelle durch die Kapillaren.

Dort wird der Kohlenstoff aus der verdauten Nahrung, der in den Gewebezellen gelagert ist, oxydiert und in Kohlensäure verwandelt. Diese wiederum verbindet sich mit den alkalischen Elementen im Blut und wird über die Lungen ausgeschieden.

4) Zur Magnetisierung des Blutstroms und Schaffung eines elektromagnetischen Induktionsstroms in den Nerven. Letztere gehen durch die Wände der Arterien und Venen und helfen, Gewebe aufzubauen und zu ernähren.

Die gesamte Menge Eisens im menschlichen Körper ist verhältnismäßig klein, nicht mehr als etwa 6 Gramm unter normalen Bedingungen. Davon sind etwa 3 Gramm im Blut enthalten, der Rest verteilt sich auf das Knochenmark, die Leber und die Milz. Eisen ist das aktivste Element im System und muß daher häufiger erneuert werden als Kalzium und Kalium in den Knochen und Geweben. Die Blutmenge eines normalen erwachsenen Menschen beträgt etwa 6 Liter (7½% des Körpergewichts).

Bei jedem Pulsschlag werden ungefähr 70–100 Milliliter Blut vom Herzen in die Hauptschlagader, der Aorta, gepumpt. Im Laufe einer halben Minute wird die gesamte Blutmenge vom Herzen über die Lungen, Arterien und Kapillaren durch den Körper gepumpt. Somit zirkulieren die 3 Gramm Eisen durch Herz und Lungen 120 mal die Stunde oder 2880 mal pro Tag. Aus diesem Grund ist eine tägliche Versorgung mit organischem Eisen durch unsere Nahrung unbedingt notwendig.

Die besten Quellen für organisches Eisen sind **grünblättrige Gemüse,** wie z. B. Wasserkresse und roher Spinat, rohe Petersilie, Sprossen (Luzerne oder Soja), Mangold, Löwenzahnblätter, Grünkohl, Kohl, Lauch, Kapuzinerkressenblätter, Kopfsalat, grüner Salat, Avocado, Meerrettich, Artischocken, Spargel, Möhren, Tomaten, grüner Senf, Mais, Sauerampfer, schwarzer Rettich, Kürbis, Getreide. Naturbelassene, **sonnengetrocknete Früchte** haben auch einen hohen Eisengehalt. An erster Stelle stehen dabei die Aprikosen, gefolgt von schwarzen Feigen, Pflaumen, Pfirsichen, Datteln und Rosinen. Viele andere Nahrungsmittel enthalten viel organisches Eisen, z. B. Melasse, rohe Weizenkeime, Sojabohnen, Sesamkörner, Kürbissamen, Sonnenblumenkerne, Bierhefe, Gerste, getrocknete Bohnen aller Art, Pferdebohnen, weiße Bohnen, Linsen, rohe Erdnüsse, Mandeln, Naturreis, getrocknete Erbsen, Roggen, Maisflocken und Hirse.

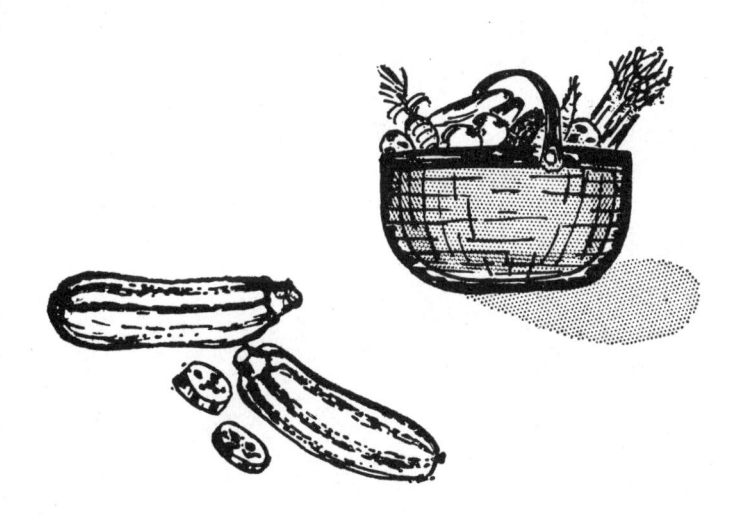

Viele **frische Früchte** haben einen hohen Gehalt an Eisen. Hier führen Brombeeren die Liste an, gefolgt von Weintrauben, Kirschen, (auch die Säfte aus diesen Früchten) ferner Orangen, Pfirsiche, Birnen, Erdbeeren, Blaubeeren, Stachelbeeren und Himbeeren.

Alle diese Lebensmittel haben einen größeren Gehalt an Eisen, wenn sie auf einem natürlich gedüngten Boden wachsen (ohne Kunstdünger) und absolut frei von giftigen Sprühmitteln sind.

Lassen Sie es mich nochmals eindringlich sagen: Ihr Körper braucht **organisch gebundenes Eisen**, kein anorganisches Eisen.

Oft hört man sagen, daß ein gewisser Brunnen oder ein Wasser große Eisenmengen enthalten würde. Jawohl, sicher ist hier anorganisches Eisen enthalten. Aber der Körper kann das anorganische Eisen nicht verwenden – tatsächlich ist es sogar für ihn schädlich und gefährlich. Es kann zu allen möglichen Steinbildungen in lebenswichtigen Organen führen. Es kann die Gelenke verkalken und die Blutgefäße verstopfen. Ich warne nochmals:

Führen Sie Ihrem Körper keine anorganischen Mineralien zu

Jedes Mineral ist wichtig

Der Körper enthält 19 wichtige mineralische Elemente, die alle aus der Nahrung bezogen werden müssen. Kalzium, Phosphor und Magnesium sind absolut nötig für das Wachstum und den Erhalt der Knochen. Kalium, Natrium und Chlor geben den Körperflüssigkeiten ihre Zusammensetzung und Stabilität. Kalzium, Phosphor und Schwefel sind wesentliche Bestandteile aller Körperzellen, aus denen Organe und Gewebe gebildet sind.

Magnesium, Eisen und Phosphor sind Teile der Enzym-Systeme, die sich mit der Freisetzung von Energie aus der Nahrung beschäftigen. Jod ist wichtig für die Schilddrüse, die das Wachstum und den Energieverbrauch kontrolliert. Kupfer und Eisen werden für die Bildung der roten Blutzellen gebraucht. Andere Mineralien wie Schwefel und Kobalt werden vom Körper für die Synthese einiger Vitamine benötigt. Zink ist ein unverzichtbarer Bestandteil der Insulinmoleküle. Jedes Mineral trägt seinen Teil zur Vitalität bei, die ja ein positiver Beweis der Gesundheit ist.

Natrium ist ein starkes Lösemittel

Organisches Natrium ist ein starkes chemisches Lösemittel und ein neutralisierender Stoff für toxische Abfallprodukte. Im Gegensatz dazu ist das Koch- oder Tafelsalz (anorganisches Natriumchlorid) nicht nur unnötig, sondern schädigend in der Körperchemie.

Im tierischen und menschlichen Organismus hat organisches Natrium viele wichtige Aufgaben zu erfüllen. In Verbindung mit Chlor ist es ein Hauptbestandteil der Lymphe. Für die Übertragung des elektrischen Induktionsstromes, der in den Nerven durch das Eisen im Blut hervorgerufen wird, ist eine salzige Flüssigkeit eine Notwendigkeit. Das normale Blutserum enthält für diesen Zweck eine verhältnismäßig große Menge organisches Natriumchlorid, das die Bildung und Leitung von elektrischen Strömen begünstigt.

Darüber hinaus spielt organisches Natriumchlorid eine wichtige Rolle in der Herstellung von Speichel, dem Verdauungssaft der Bauchspeicheldrüse und der Galle. Speziell in der Galle kann man deutlich die Löse- und Reduktionseigenschaften des Natrium beim Emulgieren und Verseifen von Fetten beobachten.

Organisches Natrium ist notwendig zum Aufschließen von Fetten.
Es trägt dazu bei, den Cholesterinspiegel auf einem normalen Stand von 150 bis 180 zu halten. Natrium ist wichtig für die Reinigung des Systems von Kohlenstoffabfallprodukten.
Aber ich möchte Ihnen nochmals ins Gedächtnis rufen, daß nur das Natrium für den Körper von Wert ist, das in organisch gebundener Form in Früchten und Gemüsen enthalten ist.

Rote Beten verlängern das Leben

Rohe rote Rüben (rote Bete) und Sellerie haben den höchsten Gehalt an organischem Natrium. Ich esse sie täglich in Salaten, als Säfte und als gekochtes Gemüse. Mehrmals in einer Woche mache ich eine Art Borscht – Rote-Bete-Suppe. Hier ist das Rezept. Ich hoffe, Sie mögen es.

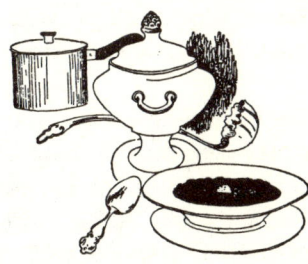

Die Rote-Bete-Suppe nach Bragg:

Zutaten:
- 1 kleine Zwiebel, gehackt
- 3 Tassen geschnitzelte rohe rote Beten
- 1 Tasse geschnitzelte rohe Möhren
- 1 Tasse gewürfelter Sellerie
- 2 Kartoffeln, gewürfelt, mit Schale
- 2 Zehen Knoblauch, klein gehackt
- 2 Tassen geschnitzelter Grünkohl (oder anderer Kohl)
- 3 frische Tomaten (oder eine Tasse eingemachte) ungesalzene Tomaten
- 1 Teelöffel Zitronensaft oder Apfelessig
- ½ Teelöffel Seetang als Gewürz
- 2 Eßlöffel kaltgeschlagenes Pflanzenöl (z. B. Sojaöl, Oliven- oder Sonnenblumenöl)
- ½ Tasse saure Sahne (als Krönung)

So wird es gemacht:
Die gehackte Zwiebel etwa 3 Minuten in Öl gelb andünsten, 1½ Liter dampfdestilliertes Wasser und das Gemüse hinzugeben; etwa 15–20 Minuten leicht kochen lassen, bis das Gemüse weich ist. Würzen mit Orangensaft oder Apfelobstessig. Als Krönung mit saurer Sahne garniert servieren!

Dies ist eine richtige organische Natrium-Suppe und hat Ähnlichkeit mit russischem Borscht.

Als Wissenschaftler und Nahrungsmittelforscher war ich immer sehr an den lang lebenden Russen interessiert. Ich habe zahlreiche Expeditionen nach Rußland unternommen und habe dort Menschen gefunden, die erstaunlich lange gelebt haben, manche sind älter als 164 Jahre geworden.

Ich fand heraus, daß viele von ihnen nur Regen- und Schneewasser getrunken haben. Auf diese Weise reduzierten sie das Risiko einer Arterienverkalkung. Ich erfuhr, daß rote Bete ein wichtiges Nahrungsmittel in ihrer täglichen Kost war. Aus frischen sauberen Flüssen erhalten sie Wasserkresse, die sie mit rohen geriebenen roten Beten vermischen.
Viele dieser Russen haben niemals normales Tafelsalz geschmeckt. Ihre Arterien waren weich, geschmeidig und beweglich und frei von anorganischen Ablagerungen.

Salz tötet langsam, aber sicher

Normales Koch- oder Tafelsalz (anorganisches Natriumchlorid) ist sowohl unnötig als auch für den menschlichen Körper schädlich. Es ist genau wie die anorganischen Mineralien in allem Trinkwasser zu finden – mit Ausnahme von dampfdestilliertem Wasser. Salz kann dazu beitragen, daß sich Steine im Körper bilden. Salz kann Ablagerungen in den Arterien, Venen und Kapillaren verursachen. Salz kann Körpergewebe mit Wasser aufschwemmen, so daß es schwabbelig und aufgedunsen aussieht. In der Regel haben Salzesser einen zu hohen Blutdruck. Nach den ärztlichen Statistiken leiden die Japaner am meisten in der Welt an Bluthochdruck. Sie sind als die größten Kochsalzverbraucher der Welt bekannt.

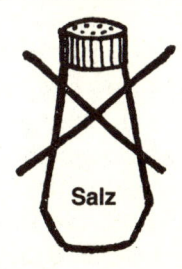

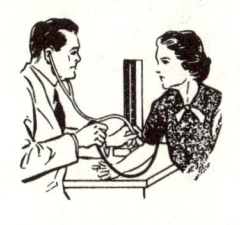

Mein Großvater, der einen schweren Schlaganfall in meiner Gegenwart am Mittagstisch erlitt, war ein großer Salzesser. Er streute über alles, was er aß, Salz, egal, ob es sich um Tomaten, Wassermelonen, Zuckermelonen, Sellerie und Radieschen handelte. Ihm schmeckten alle salzhaltigen Lebensmittel wie Schinken, Speck, Corned Beef, Würstchen, gesalzenes Popcorn, Brezeln und gesalzene Nüsse. Der Verzehr von solchen Unmengen

Salz und salzhaltiger Nahrung machte ihn natürlich sehr durstig. Ich habe beobachtet, wie mein Großvater bei einer Mahlzeit zwei Krüge Wasser trank. Er aß also Salz und salzhaltige Kost und spülte alles mit hartem Brunnenwasser herunter, das ja voller anorganischer Mineralien war. Ist es daher ein Wunder, daß seine Arterien verkalkten?

Wie schon früher betont, kann anorganisches Salz nicht in den Stoffwechsel eingebaut werden, und wenn es in großen Mengen gegessen wird, kann es auch nicht mehr vollständig vom Körper ausgeschieden werden. Es lagert sich daher im Körpergewebe ab. Der große Durst nach Genuß von salzhaltigen Speisen ist ein Zeichen dafür, daß der Körper versucht, das Salz aufzulösen. Und so werden die Gewebe und wichtige Organe mit Wasser aufgeschwemmt. Wenn dieser Zustand das Herz erreicht, dann haben wir das, was als angestautes Herzversagen bekannt ist. Bei verhärteten Arterien und Geweben plus der Aufschwemmung durch Wasser kann das Herz nicht mehr richtig funktionieren.

Übergewicht, Fettleibigkeit, Wassersucht und Ödeme

Lange bevor der Zustand des angestauten Herzversagens eintritt, hat der starke Salzesser viele Beschwerden zu erleiden. Die am weitesten verbreiteten sind Übergewicht und Fettleibigkeit. Statistiken zeigen, daß 65 % der Amerikaner und eine fast gleich große Zahl der Europäer Übergewicht haben – nicht alles davon ist zuviel Fett. In vielen Fällen ist das Übergewicht durch mit Wasser aufgeschwemmtes Gewebe verursacht. Dieses Problem des Übergewichts wird solange bleiben, wie die Menschen den Salzstreuer beim Essen benutzen und außerdem noch frei weg salzige Fischkonserven, gesalzene Butter, Speck, gesalzener Frühstücksschinken, salzige Gemüsekonserven, gesalzenen Käse, gesalzenes Popcorn und gesalzene Nüsse verzehren.

Genau wie hartes Wasser wird diese mit Salz versehene Kost die Arterien, Venen und Kapillaren schädigen.
Auch die Nieren werden durch Salzessen angegriffen. Sie werden geschwächt und sind nicht in der Lage, die großen Salzmengen auszuscheiden. Salz geht dann in die Gewebe zurück, wo es in Wasser gelöst verbleibt. Dieser Zustand verursacht Wassersucht, die von der Bright'schen-Krankheit (Nierenerkrankung) und Leberzirrhose begleitet wird.

Wenn Sie 10–15 Pfund über Ihrem Normalgewicht liegen, werden Sie als übergewichtig betrachtet. Bei mehr, sind Sie fettleibig. Wassersucht und Ödeme bedeuten, daß eine übermäßige Flüssigkeitsansammlung in den Geweben besteht, woraus Schwellungen resultieren. Sobald Ihr Gesicht, Nacken, Körper und Ihre Fußgelenke anschwellen, funktioniert Ihr Herz nicht mehr richtig.

Wassersucht ist eine häufige Krankheit in zivilisierten Ländern. Betrachten Sie mal die Fußgelenke der Durchschnittsmenschen. Oft sind sie dick geschwollen. Dieser

Zustand ist manchmal so schlimm, daß die Fußgelenke bandagiert werden müssen, damit die betroffene Person aufstehen kann. Im Laufe der Zeit geht die Wassersucht in ein chronisches Stadium über und stört die Zirkulation in einem solchen Ausmaß, daß ein kalter Brand oder Gangrän einsetzt. Eine Amputation ist dann meist notwendig.
Es gibt keine Organe im Körper, die so unbarmherzig falsch behandelt werden wie die Leber und die Nieren. Man denke an die riesigen Mengen mit anorganischen Mineralstoffen gesättigtem Wasser, das diese Organe zu neutralisieren versuchen.

Aber es ist nicht nur das Trinkwasser, sondern auch Wasser gemischt mit Kaffee, Tee, Alkohol, Colas und Limonaden plus Ketchup, Senf oder anderen Gewürzmischungen mit hohen Salzkonzentrationen.

Was für schreckliche Strapazen müssen die armen Nieren und die Leber erdulden. Kein Wunder, daß die meisten Menschen lange vor ihrer Zeit krank werden und sterben! Der Mensch stirbt nicht: er tötet sich selbst durch eine falsche, unüberlegte Lebensweise!

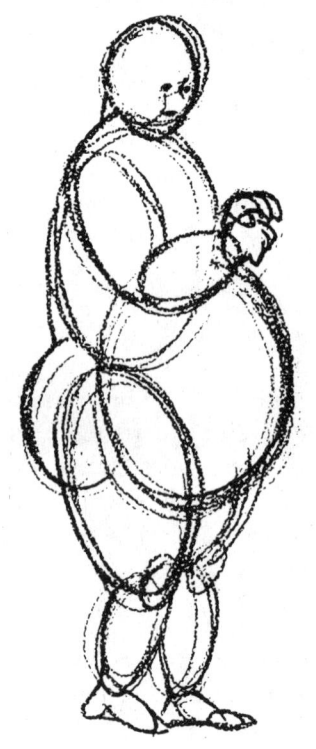

Falsche Aussagen über Kochsalz

Die Verwendung des normalen Tafelsalzes ist eine der weitverbreitetsten, schädlichen Gewohnheiten des Menschen. Der Salzverbrauch beträgt in USA und in Deutschland etwa 100 Pfund pro Kopf und steigt ständig. Die Salzlieferanten werben sogar damit, daß mit Jod angereichertes Salz verzehrt werden solle, um der Kropfbildung vorzubeugen.
Natriumchlorid oder Kochsalz ist eine anorganische Substanz, die schon viel Verwirrung bei den Menschen seit vielen, vielen Jahren verursacht hat, insbesondere im Hinblick auf seine Notwendigkeit als Zusatz zu unserer Nahrung.

Wir begegnen ständig irreführenden Behauptungen wie:

- „Salz ist die einzige Substanz, die wir aus den mineralischen Elementen direkt in unserem Körper aufnehmen."

- „Das Verlangen nach Salz ist ein Instinkt bei allen Menschen und fast allen Säugetieren."

- „Kochsalz ist eines der wichtigsten Mineralbestandteile des Körpers."

- „Wenn wir bei heißem Wetter schwitzen, verlieren wir Salz aus unserem Körper. Wir sollten daher wieder Salz zu uns nehmen, um den Verlust auszugleichen! Anderenfalls werden wir krank und schwach und leiden unter extremer Erschöpfung."

– „Wenn einem Tier Salz völlig vorenthalten wird, stirbt es an Salzmangel."

– „Ohne Salz würden wir sterben."

Alle diese Behauptungen und viele ähnliche entsprechen überhaupt nicht der Wahrheit! Warum sollte Natriumchlorid eine Ausnahme gegenüber anderen Mineralien sein?!

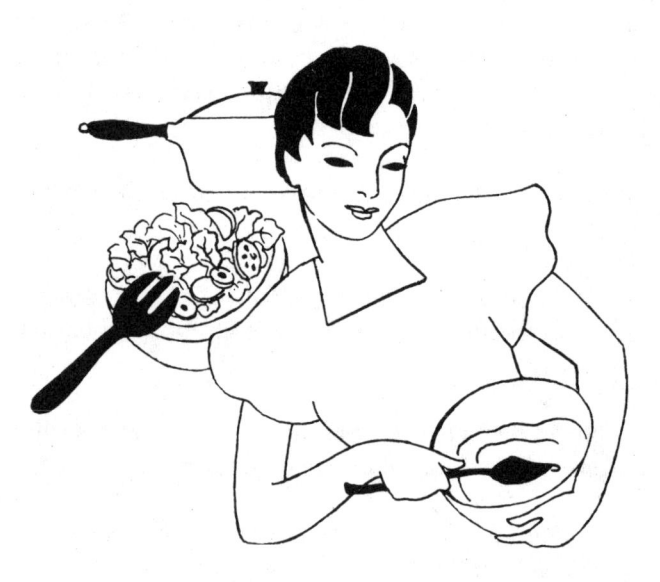

Auch ohne Salz bereitet diese Frau eine leckere und nahrhafte Mahlzeit für ihre Familie zu.

Salz wird zur menschlichen Ernährung seit Jahrtausenden benutzt, aber nicht, weil der menschliche Körper es benötigt. Salz war das erste **Konservierungsmittel**, das der Mensch entdeckt hat. Es ist auch heute ausgiebig in Gebrauch für die Haltbarmachung fast aller Lebensmittel, speziell von Fleisch und Käse.

Man findet es in Konserven von Babynahrung, Dosensuppen, Dosengemüsen, Dosenfisch, Getreideflocken, in allen gewerblich hergestellten Brotsorten und anderen Backwaren. Es ist tatsächlich sehr schwer, im Supermarkt irgendwelche Nahrungsmittel zu finden, die nicht mit Salz versetzt sind. Selbst in unserer modernen Zeit mit Kühl- und Gefrierschränken und anderen mechanischen Wundergeräten sind die Menschen nicht über die primitive Stufe der Verwendung von Salz zur Haltbarmachung von Lebensmitteln hinausgekommen – und verkürzen so ihr Leben. Die Gewohnheit Salz zu essen, ist nicht instinktmäßig begründet. Sie ist erworben genau wie andere gesundheitszerstörende, lebensverkürzende, unhygienische Gewohnheiten. Der Geschmack oder das Verlangen nach Salz ist künstlich, weil Salz die 260 Geschmacksknospen im Mund lähmt. Wie bei anderen Süchten schafft Salz ein unnatürliches Verlangen dadurch, daß gewisse Warnsignale des Körpers abgetötet werden.

Wenn wir unsere Nahrung richtig auswählen, besteht absolut keine Notwendigkeit für Salz

Die Befürworter von Salz weisen auf Tiere hin, die oft meilenweit gehen, um sogenannte „Salzlecken" zu erreichen. Ich habe die natürlichen „Salzlecken" studiert, und bei sorgfältiger Untersuchung fand ich wenig, wenn überhaupt, anorganisches Natrium im Tierfutter. Tiere wie Menschen benötigen organisch gebundenes Natrium. Wenn Vieh mit Grünfutter gefüttert wird, das auf einem Boden gewachsen ist, der arm an mineralischen Elementen, speziell an Natrium ist, so wird es versuchen, diesen Mangel bei einer künstlichen anorganischen „Salzlecke" zu befriedigen.

Mineralarme Böden findet man an Bergabhängen, wo Regen die löslichen Teile des Bodens auswäscht und in die Täler trägt. Die Geschmacksknospen von Tieren können wie beim Menschen pervertiert werden. Oft wird ein Salzblock auf die Weide gestellt, so daß das Vieh es ableckt und dadurch sehr durstig wird und große Mengen Wasser trinkt. Wie beim Menschen ist das Ergebnis dann mit Wasser aufgeschwemmtes Gewebe. Somit erzielt der Viehzüchter einen entsprechenden Vorteil über das Gewicht des mit Wasser vollgesogenen Gewebes, wenn das Vieh auf dem Markt verkauft wird. Denken Sie daran, wenn Sie Fleisch aus gewerblicher Tierhaltung (Massentierhaltung) essen, daß es bereits Salz enthalten kann. Machen Sie es nicht noch schlimmer, indem Sie noch mehr Salz daran tun.

Frische Früchte und Gemüse in Ihrer Kost können Ihren Körper besser mit organischem Natrium versorgen, das er braucht. Ebenfalls erhalten Sie durch diese Lebensmittel reines, destilliertes Wasser. Sie können kein reineres Getränk finden als unverfälschten frischen Obst- und Gemüsesaft und dampfdestilliertes Wasser.

Mineralhaltiges Wasser versteinert die Menschen

Als ich noch ein kleiner Junge war, nahm mein Vater mich und andere Kinder aus unserer Familie aus unserem Haus in Virginia mit nach Washington D. C., um den Zirkus Barnum zu besuchen. Für einen Farmerjungen war dies damals ein großes Ereignis.

Nach der großen Zirkusschau in dem riesigen Zelt besuchten wir das „Neben-Zelt", wo alle möglichen Monstren ausgestellt waren. Es gab dicke Männer und Frauen, wobei einige bis zu 600 Pfund wogen, weiterhin Zwerge, Riesen, die Dame mit Bart, der Affenmensch und andere. Aber das faszinierendste Monster war für mich die zu Stein gewordene Frau. Da lag eine Frau auf einem Bett und man konnte tatsächlich Spitzen und Nägel in ihren Körper schlagen. Sie war so voller Arthritis und Säurekristalle, daß sie kein Gefühl mehr im Körper hatte. Sie lag da, hilflos und starr. Sie konnte nur noch ihre Augen bewegen. Diese Frau litt unter vollkommener Gelenkstarre – das heißt, es gab kein einziges Gelenk in ihrem Körper, das auch nur eine einfache Bewegung machen konnte. Alle Nerven ihres Körpers waren gelähmt und tot. Der Mann, der die Erklärungen bei diesen Monstren abgab, sagte uns, daß diese Frau in Hot Springs (den heißen Quellen von Arkansas) geboren worden sei. Die Frau, die zu Stein geworden war, erschien mir als Kind ein großes Geheimnis. Aber nicht mehr heute! Das Wasser in Hot Springs ist eines der härtesten in den Vereinigten Staaten. Ich habe Analysen davon gesehen. Die Konzentration an Kalziumkarbonat, Kaliumkarbonat und Magnesiumkarbonat waren sehr, sehr hoch. Die arme Frau in

dem Nebenzelt war ein Opfer dieses anorganischen Wassers. Ihre Organe waren nicht stark genug, um diese anorganischen Mineralien auszuscheiden, so daß sie sich in ihren Gelenken ablagerten.
Natürlich war das ein außergewöhnlicher Fall. Aber ich habe viele, viele Arthritisfälle gesehen, wo die Betroffenen völlig verkrüppelt und absolut hilflos waren.

In den Vereinigten Staaten von heute leben mehr als 20 Millionen Menschen, die Arthritis in leichter bis zu schwerster Form haben.

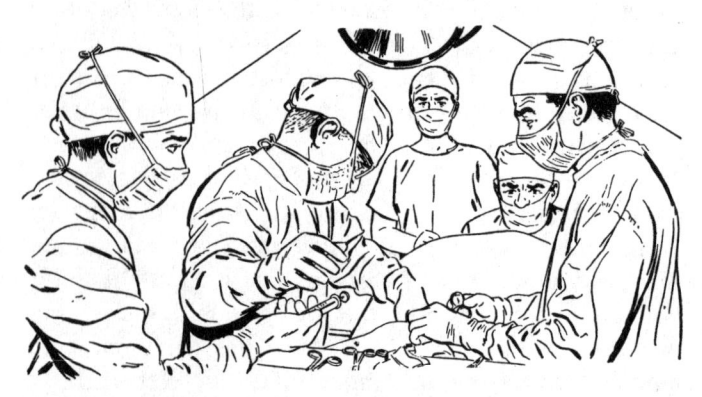

Es gibt Tausende von Krankenhäusern, Operationen werden rund um die Uhr ausgeführt. Viele Personen müssen operiert werden, um schmerzvolle Wucherungen entfernen zu lassen, auch Blasen- und Nieren- und Gallensteine. Werden Sie der Nächste sein?

Knochenwucherungen und Gelenkverkalkung

Oft müssen Menschen operiert werden, um Knochenwucherungen und Kalkablagerungen aus den Gelenken entfernen zu lassen. Diese Knochenwucherungen und Kalkgebilde sind unlösliche Ablagerungen, die in die Gewebe aus dem Verzehr von Wasser gelangen, das anorganische Mineralien enthält. Hinzu kommen Salze, Harnsäure und toxische Säurekristalle aus einer totgekochten, stark säurehaltigen Kost. Fleisch, raffiniertes Weißmehl, Weißbrot, Kaffee, Tee, zuckerhaltige Nachspeisen – alle diese Dinge verursachen eine hohe Säurebildung im Körper. Das ist die heutige, normale tote Ernährung der meisten Menschen. Diese Ernährung plus hartes Wasser sind die Ursachen für viele Beschwerden, welche aus den sauren Ablagerungen resultieren, die Knochenwucherungen und verhärtete Gelenke verursachen. Die Nahrung muß ausgeglichen sein und das richtige Verhältnis säurebildender und basenbildender Nahrung haben.

Im allgemeinen sind Lebensmittel, die Stärke und Fett enthalten, raffinierter weißer Zucker und tierische Proteine als Säurebildner bekannt. Früchte und Gemüse (mit einigen wenigen Ausnahmen) sind dagegen Basenbildner. Eine ausgewogene Ernährung sollte zu etwa $3/5$ aus basenbildenden und zu $2/5$ aus säurebildenden Lebensmitteln bestehen.

Verkalkungs-Test

Führen Sie diesen Test selbst durch und stellen Sie dabei fest, wie verkalkt sie sind!

Stellen Sie sich aufrecht hin, die Hände hängen lose an den Seiten herab. Nun beugen Sie den Kopf bis zur Brust hin und beginnen Sie eine rollende Bewegung – rundum, rundum. Viele Menschen können beim Kopfrollen anorganische Verkalkungen knirschen hören. Dies zeigt, daß eine Ablagerung von unlösbaren Mineralien und toxischen Säurekristallen in den Kopf des Atlas, d. h. in den Wirbelsäulenknochen, auf dem der Schädel ruht, stattgefunden hat.

Testen Sie nun auch die Gelenke Ihres Körpers. Fühlen Sie eine Steifheit? Wie beweglich ist Ihre Wirbelsäule? Können Sie Ihre Hände über den Kopf strecken und sich dann vorwärts beugen, Knie durchgestreckt, und mit den Fingerspitzen den Fußboden berühren?

Sind Sie elastisch genug, um bei durchgestreckten Knien den Fußboden mit Ihren Handflächen zu erreichen?

Stellen Sie sich mit Ihrem Rücken an eine Wand. Bewegen Sie sich etwa 60 cm vorwärts, beugen Sie sich dann rückwärts und „gehen" Sie die Wand mit Ihren Händen herunter. Wie weit kommen Sie?

Wie hoch können Sie mit Ihren Beinen treten?

Knirscht es beim Kniebeugen im Knie?

Wie beweglich sind Ihre Füße?

Haben Sie beim Spazierengehen einen federnden Schritt?

Haben Sie ein Gefühl der Leichtigkeit und Elastizität in Ihrem Körper?

Können Sie gehen und tanzen mit Grazie und Beweglichkeit? Oder gehen Sie auf Kalkverkrustungen, die Ihnen Schmerzen bereiten?

Sagen Sie nicht, daß Ihre Steifheit vom Alter kommt! Für mich ist das Unsinn. Sie können Ihren Körper durch richtige Pflege und Bewegung elastisch erhalten!

a) Anorganische Mineralien, die sich unter den Sehnen abgelagert haben.

b) unter der Achilles-Sehne

c) unter der Ferse

d) unter dem Mittelfuß

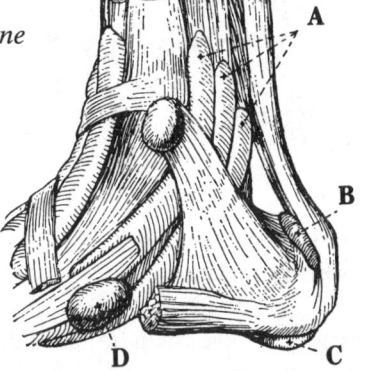

Ablagerungen von anorganischen Mineralien und toxischen Säurekristallen in der Ferse des Fußes verursachen starke Schmerzen!

Verkalkte Zehen- und Fingernägel

Anorganische Mineralien, Kochsalz und toxische Säurekristalle können die Zehen- und Fingernägel verformen. Ich habe Zehen und Finger gesehen, die durch verkalkte Gelenke und Nägel zu Ungeheuern geworden waren. Große, dicke Zehennägel sahen aus wie zementiert. Sie konnten mit keiner Schere oder Nagelknipser mehr beschnitten werden. Sie mußten mit einer Grobfeile abgefeilt werden. Sie verformten die Füße, machten das Gehen äußerst schmerzhaft und sind ein häßlicher Anblick.

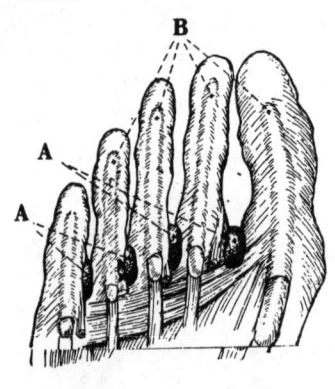

Anorganische Mineralablagerungen können sich zwischen die Knochen der Zehen setzen und Steifheit der Füße verursachen.

Schlechte Haltung durch anorganische Ablagerungen

Anorganische Mineralien und toxische Säurekristalle sind die Hauptursache für eine schlechte Haltung, die alle Arten von Störungen dadurch hervorruft, daß eine Verlagerung wichtiger Organe erfolgen kann. Ferner werden einige Muskeln überbeansprucht, während andere geschwächt werden. Der Blutkreislauf, die Atmung und die Ausscheidungen können beeinträchtigt werden.

Stellen Sie sich einmal an irgendeine belebte Ecke in einer Großstadt und beobachten Sie, wie die Leute vorbeigehen. Was für einen traurigen Anblick bieten die meisten!

Menschen, deren Füße so stark mit anorganischen Verkalkungen belastet sind, daß sie einfach ihre Füße nur auf- und abheben. Die Federung ist völlig aus ihrem Schritt verschwunden. Manche latschen wie Enten mit den Zehen seitwärts nach außen zeigend. Andere sind gebeugt und außer Form. Einige gehen, ohne die Knie zu bewegen. Sie werden Menschen sehen, deren Schritte unsicher sind, weil ihre Gelenke verkalkt sind. Andere sind so aus dem Gleichgewicht, daß sie von einer Seite zur anderen schwanken, wenn sie vorbeihumpeln. Köpfe sind zu weit vorgebeugt und bringen den Körper aus der Balance.

Beobachten Sie die Leute beim Hinsetzen. Sie fallen einfach in den Stuhl und geben so dem Rücken einen Schock.

Haltung beim Gehen

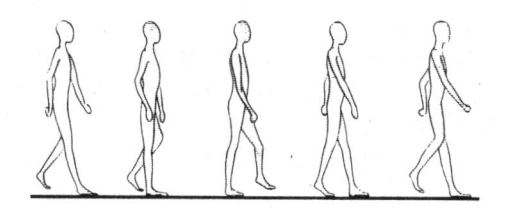

Haltung beim Heben

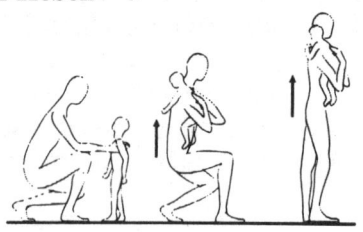

Heben eines Gewichts. Das Gewicht des Babys wird dicht an den Mittelpunkt der Schwerkraft gehalten, direkt über der bewegenden Kraft.

Gute und schlechte Arten zu gehen, zu sitzen, zu rekeln.

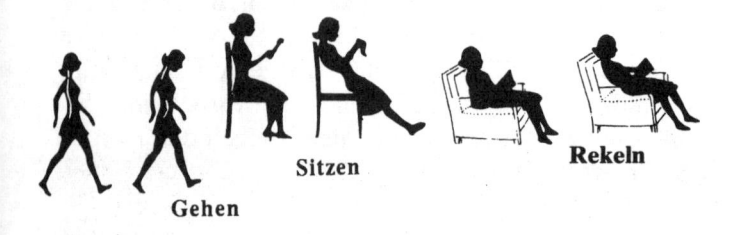

Gehen

Sitzen

Rekeln

Rückenschmerzen – Geißel der Menschen

Etwa ab 40 Jahren werden die meisten Menschen von Schmerzen in der unteren Rückengegend geplagt. Das Beugen nach vorwärts ist eine richtige Qual. Das ganze untere Rückgrat ist zementiert mit anorganischen Kalkablagerungen. Mit 40 Jahren sind die elastischen (Faser-)Kissen zwischen den Wirbeln im Rückgrat (Bandscheiben) ausgeleiert. Dies ist ein schmerzhafter Zustand, der sich ständig verschlimmert, wenn die Nahrung aus chemikalisiertem anorganischen Mineralwasser und überwiegend säurebildenden Nahrungsmitteln besteht.

Die Parade der lebenden Toten

Man erinnere sich, daß wir chemisch, körperlich und geistig genau das sind, was wir essen und trinken. Da die meisten Menschen völlig unwissend darüber sind, was sie ihren Körpern einverleiben, entkommen nur sehr wenige dem Zustand des Totseins bei lebendigem Leibe. So viele Leute wissen am Ende ihrer zwanziger Jahre nicht mehr, was ein gesundes, schwungvolles, jugendliches Leben ist. Sie schleppen sich durch das Leben und verlassen sich auf gewisse Medikamente, um weiterzuleben. Sie brauchen eine Aufputschpille, damit sie tagsüber handlungsfähig sind und eine Schlaftablette, damit sie nachts schlafen können.

Prüfen Sie Ihre Matratze

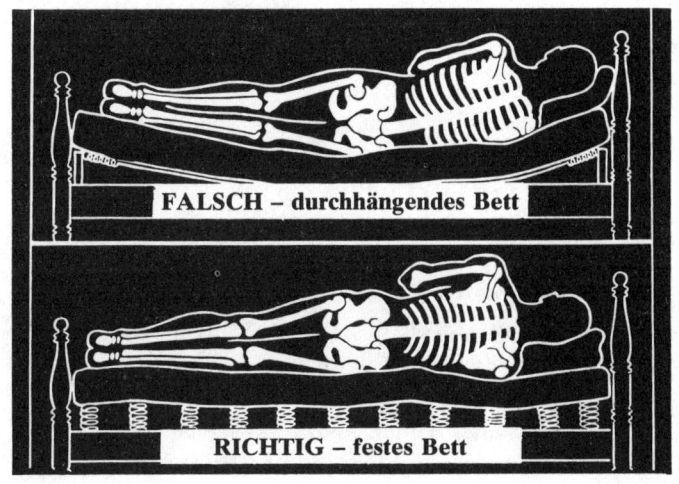

Während des Schlafes laden Sie Ihre Lebensbatterie wieder auf. Am Tage haben Sie ja Energie verbraucht. Die richtige Auswahl der Matratze ist wichtig. Es ist besser auf der Matratze zu schlafen, als in ihr.

Die Menschen sind krank und werden von Jahr zu Jahr immer kranker. Im Laufe der uns bekannten Geschichte hat die Menschheit an einer Unzahl von Krankheiten gelitten. Ein sehr großer Teil davon kann direkt auf hartes anorganisches, mineralhaltiges Wasser zurückgeführt werden.

In einem Museum in Milwaukee sah ich die Wirbelsäulen von amerikanischen Indianern, die vor mehr als 1000 Jahren in Wisconsin gelebt haben. Diese Wirbelsäulen hatten Verkalkungen, die bewiesen, daß sie Opfer von Arthritis gewesen sind. Die Indianer tranken das Wasser des Michigan-Sees, das sehr stark mit anorganischem Kalziumkarbonat und anderen anorganischen Mineralien gesättigt ist. Ihr Wasser aus Quellen und Flüssen war auch nicht viel besser.

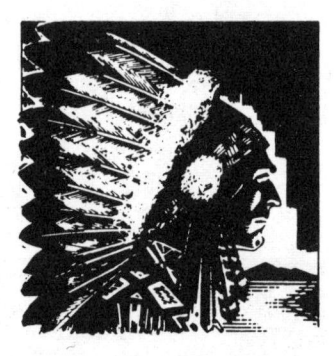

Sogar die Mumien des alten Ägyptens, ca. 2500 Jahre alt oder noch älter, zeigen die durch Arthritis und andere Krankheiten angerichteten Schäden. Die Krankheiten entstanden aus dem Trinken von Nil-Wasser, das stark mit anorganischen Mineralien gesättigt ist. Somit können Sie erkennen, daß sogar die primitivsten Menschen, die unter natürlichen Umständen gelebt haben, sehr litten und lange vor ihrem natürlichen Ende gestorben sind.

Anorganisches mineralisiertes Wasser ist sicherlich das Universalgetränk, um Krankheiten zu bekommen und vorzeitig zu sterben. Jedesmal, wenn ein Mensch den Wasserhahn aufdreht und Wasser trinkt, das mit Chlor behandelt wurde und dazu Kalziumkarbonat und andere organische Mineralien enthält, setzt er seine Gesundheit und sein Leben aufs Spiel.

Meerwasser als Getränk

Während der vergangenen Jahre haben von Zeit zu Zeit, sogenannte „Gesundheitsexperten" den Rat gegeben, Meerwasser zu trinken, um dem Körper die benötigten Mineralien zuzuführen. Sie argumentieren, daß Milliarden Tonnen besten Erdbodens jedes Jahr in den Ozean gespült werden. Die Mineralien dieser Böden sollen dem menschlichen Körper durch das Trinken von Meerwasser wieder zugeführt werden, um eine bessere Gesundheit zu bekommen. Nichts könnte von der Wahrheit weiter entfernt sein als diese Behauptung. Es stimmt, daß der Ozean ein riesiges Vorratslager von anorganischen Mineralstoffen ist. Aber nochmals muß ich ausdrücklich darauf hinweisen, daß der menschliche Körper überhaupt kein anorganisches Mineral verwenden kann, gleichgültig, ob es aus einem Brunnen stammt oder aus anderen Quellen. Auch Meerwasser hat eine hohe Konzentration von Natriumchlorid (gewöhnliches Kochsalz), das nicht von der Körperchemie verwendet werden kann.

Trinken Sie niemals Meerwasser, ganz egal, was Sie auch immer gehört oder gelesen haben!

Seeleute und Schiffbrüchige haben es oft probiert und wurden dadurch wahnsinnig und starben einen qualvollen Tod.

Seetang enthält wertvolle Mineralien aus dem Meer

Wenn Sie Meerespflanzen essen, wie z. B. Seetang oder Seegras, so befolgen Sie die Regeln einer natürlichen Ernährung. Die Vegetation des Meeres verwandelt anorganische Mineralien der See in organisch gebundene Mineralien. Daher ist es gesund und von Vorteil für den Körper, Meerespflanzen zu essen. Über meine Salate und andere Speisen streue ich meistens Seetang. Dies gibt der Kost einen würzigen Geschmack und liefert gleichzeitig dem Körper eine Menge Jod.

Aderbrüche

Unter den vielen Erscheinungsformen anorganischer Verkalkungen sind Aderbrüche der kleinsten Kapillaren im Gesicht bei vielen Menschen feststellbar.

Den besten Dienst, den ein Buch erweisen kann, ist, abgesehen von der Übermittlung der Wahrheit, daß es Sie zum Weiterdenken veranlaßt!

Albert Hubbart

Studieren Sie einmal Gesichter! Schauen Sie auf die Wangen sowie auf die Umgebung der Nase und auf das Kinn, dort werden Sie oft kleinste Blutgefäße sehen, die dünn wie Haare sind und unter der Hautoberfläche durchschimmern.

Wenn diese winzigen Kapillare durch anorganische Mineralien verkrustet werden, vergrößern sie sich und brechen oft. Dadurch verursachen sie dunkle oder helle rote Flecken. Blockiert durch anorganische Mineralien können sie nicht mehr oder nur unvollkommen der Blutzirkulation dienen. Diese gebrochenen Kapillaren geben nicht nur dem Gesicht ein groteskes Aussehen, sondern verursachen oft auch Schmerzen.

Kalte Füße und kalte Hände

Viele Menschen aller Altersklassen leiden unter verminderter Blutzirkulation. Dies ist vielfach durch anorganische mineralische Ablagerungen verursacht oder verschlimmert, denn diese Verkalkungen bilden sich innerhalb der Arterien, Venen und Kapillaren, die insgesamt das Blut-Kreislauf-System bilden. Ich habe oft Hände mit Personen geschüttelt, deren Hände sich ganz kalt anfühlten, sogar an warmen Tagen. Manche Leute leiden auch an extrem kalten Füßen, besonders bei kühlem Wetter. Im Alter von etwa 60 Jahren haben die meisten Menschen Flecken aus kleinen, blauen, gebrochenen und ausgeweiteten Adern rund um die Füße und Fußgelenke. Sie sehen ganz dunkel aus, so als ob sie schmutzig wären, selbst direkt nach einem Bad. Schlechte Blutzirkulation kann man zuerst und am besten bei Händen und Füßen feststellen, da das Blut vom Herz zu den Extremitäten den weitesten Weg hat.

Sobald die Körperleitungen zugesetzt und verstopft werden, hat das Blut Schwierigkeiten durchzufließen. Anstatt durch die Kapillaren der Hände und Füße in einem warmen, gesunden Strom zu fließen, tröpfelt es nur, kaum in der Lage, das Gewebe zu ernähren und Wärme abzugeben.

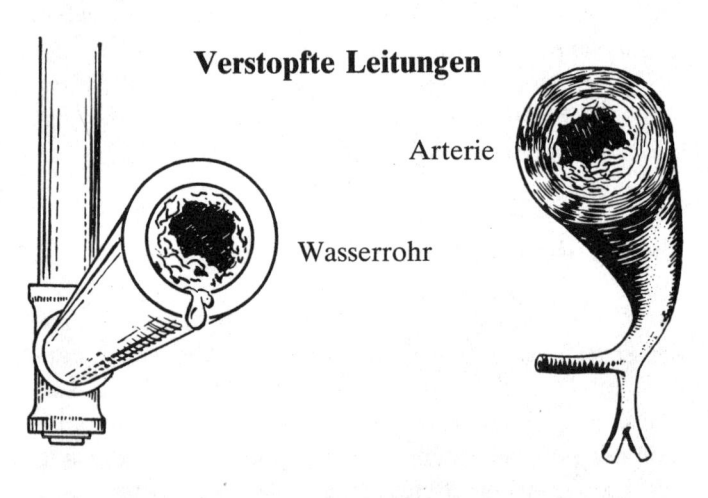

Verstopfte Leitungen

Arterie

Wasserrohr

Die Ablagerungen innerhalb einer Arterie können mit den Kalkablagerungen verglichen werden, die sich in einem Wasserrohr bilden. Eine Arterie in diesem Zustand verursacht eine Erhöhung des Blutdrucks und kann einen Herzinfarkt oder Schlaganfall verursachen.

Natürlich wird der ganze Körper in Mitleidenschaft gezogen, wenn die Leitungen des Kreislaufsystems zugesetzt sind. Menschen mit schlechter Blutzirkulation finden es schwierig, sich bei kaltem oder kühlem Wetter warmzuhalten. Ihre Wohnungen sind überheizt und sie müssen sich in dicke Pullover, Mäntel oder andere warme Kleidung einhüllen, wenn sie nach draußen gehen. Jeder kranke Mensch hat mehr oder weniger ein Kreislaufsystem, das mit niedrigem Niveau arbeitet. Die Ursache ist überwiegend in verstopften Adern zu suchen. Es sei nochmals darauf hingewiesen, daß die Hauptquelle dieser Verkrustungen und Ablagerungen das Trinken von Wasser ist, welches mit anorganischen Mineralien gesättigt ist.

Diejenigen, die dampfdestilliertes Wasser und Säfte von Früchten und Gemüsen trinken, helfen, ihr Kreislaufsystem sauber und gesund zu erhalten.

Übungen für gesunde Füße

Täglich ein paar einfache Übungen tragen dazu bei, die Füße in guter Verfassung zu halten und die Blutzirkulation zu verbessern.

1) Verlagern Sie Ihr Gewicht auf die Zehen durch Hochstellen.

2) Greifen Sie mit den Zehen irgendetwas, am besten einen Bleistift.

3) Strecken Sie mit gekreuzten Knien den Fuß völlig und beugen Sie ihn ganz.

4) Drehen Sie den Fuß in der gleichen Stellung im Uhrzeigersinn, möglichst ein paar Mal, dann gegen den Uhrzeiger.

5) Setzen Sie sich auf den Fußboden, die Sohlen der Füße aneinandergelegt, umfassen Sie mit den Händen die Fußgelenke; ziehen Sie die Fersen und Zehen abwechselnd auseinander.

6) Stellen Sie sich aufrecht hin, Füße parallel, 10–12 cm auseinander, beugen Sie die Knie leicht, drehen Sie die Knie nach außen, halten Sie die Füße dabei flach auf dem Boden.

7) Gehen Sie barfuß auf weichem Gras oder Sand, so oft Sie dazu Gelegenheit haben. Die Füße lieben den Kontakt mit der Erde, dazu kommt die Bewegung und die Anregung der Blutzirkulation.

8) Selbst-Massage der Füße ist eine wundervolle Angelegenheit, die Sie beim Fernsehen oder Radiohören durchführen können: rundherum durcharbeiten, jeden einzelnen Zeh drücken und dann Druckmassage auf die Fußsohle.

Ihren müden und schmerzenden Füßen können Sie dadurch helfen, indem Sie sich auf den Rücken legen und ein Kissen unter die Füße legen, um den Blutandrang herabzusetzen. Sie können auch die Füße in die Höhe strecken, auch wenn es nur für eine kurze Zeit ist. Das Ausruhen der Füße ist genauso wichtig, wie das Ausruhen des Körpers insgesamt.

Geräusche im Kopf, Klingeln in den Ohren

Viele Menschen werden von Geräuschen im Kopf und Geräuschen im Ohr geplagt. Jede Stunde des Wachseins kann eine Tortur sein, denn diese Geräusche im Kopf zermürben ihre „Nervenkraft". Sogar im Schlaf haben sie durch diese Geräusche schlechte Träume. Diese Geräusche können wie eine Folter sein, 24 Stunden lang.

Die Blutgefäße – Arterien, Venen, Kapillaren – in dem empfindlichen Röhrensystem der Ohren haben sich verhärtet und sind durch Ablagerungen aus anorganischen Mineralien verstopft worden.

Diese Ablagerungen sind Kalkablagerungen aus hartem Wasser, sowie toxische Säurekristalle aus gekochter

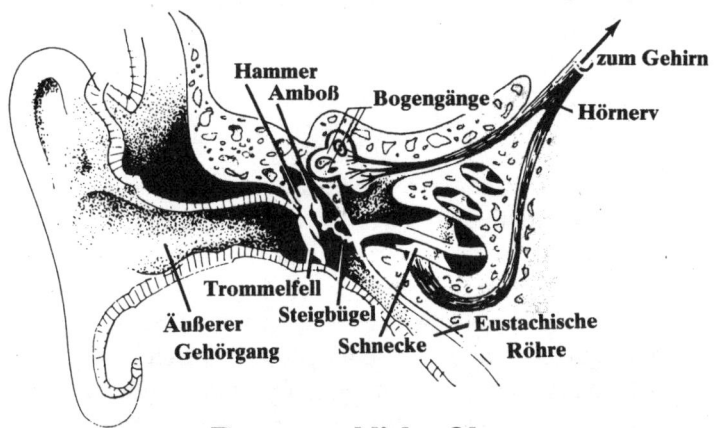

Das menschliche Ohr

Eine schematische Darstellung der verschiedenen Teile des menschlichen Ohrs.

Nahrung. Dieser Zustand verursacht die Kopfgeräusche, das Klingeln, Klopfen und Sausen in den Ohren. Im Laufe der Zeit verstopfen die Blutgefäße in den Ohren weiter, so daß der Mensch völlig taub wird.

Viele Menschen werden jedes Jahr taub. Eine Zeitlang können sie noch durch Hörgeräte gewisse Erleichterung erhalten, aber viele verlieren nach einiger Zeit ihr Hörvermögen ganz.

Auswirkungen auf die Augen

Anorganische Mineralien, Gifte und Harnsäure haben auch einen Degenerationseffekt auf die Augen. Die Augen sind mit die wichtigsten Güter des Körpers. Oft werden sie als Spiegel der Seele, des Geistes und der Gedanken beschrieben. Es ist wahr, Ihre Augen enthüllen oft Ihre Gefühle, ihr Glanz ändert sich unter seelischen Einflüssen, wie Furcht, Liebe, Haß, aber auch unter allen körperlichen Störungen. Ohne Ihre Augen würden Sie in völliger Finsternis leben. Viele leben leider so.

Wir wollen uns mal für einen Moment diesen wundervollen Mechanismus der Augen näher ansehen. Der Augapfel ist ein fast sphärischer Körper mit einem Spiegel auf der hinteren Seite. Diesen nennt man Retina (Netzhaut). Der Körper des Auges ist aus einer transparenten, geleeartigen Masse aufgebaut. Durch das Auge läuft der optische Empfindungsnerv, ein Kopfnerv, ein direkter Teil des Zentral-Nervensystems. Vorn am Auge ist eine kristalline bikonvexe Linse, die noch mehr konvex hinter der Hornhaut ist. Der weiße Teil des Augapfels, der zu sehen ist, stellt den aus Fasern beste-

Schnitt durch den rechten Augapfel

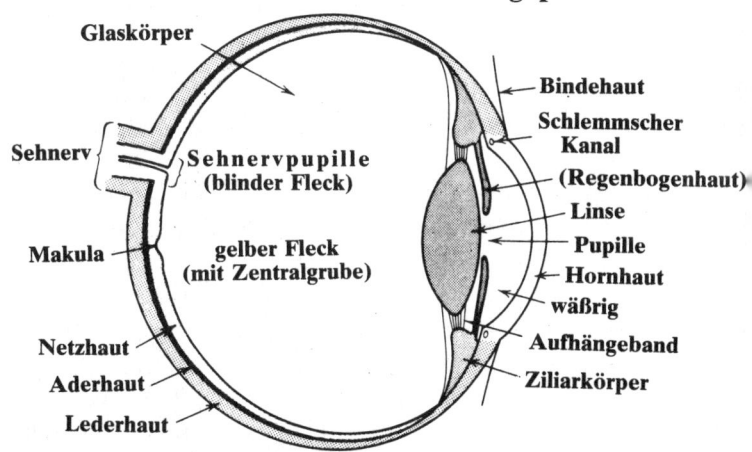

- Glaskörper
- Sehnerv
- Sehnervpupille (blinder Fleck)
- Makula
- gelber Fleck (mit Zentralgrube)
- Netzhaut
- Aderhaut
- Lederhaut
- Bindehaut
- Schlemmscher Kanal
- (Regenbogenhaut)
- Linse
- Pupille
- Hornhaut
- wäßrig
- Aufhängeband
- Ziliarkörper

henden Überzug, der den mittleren bunten Teil umgibt. Dieser variiert in Nuancen von braun, blau, nußbraun oder grau und ist unter dem Begriff Iris (Regenbogenhaut) bekannt. Die Iris dient als Blende und regelt die Lichtmenge, die durch die Pupillen, dem schwarzen Fleck in Augenmitte, hindurchgeht. Wenn das von außen kommende Licht sehr hell ist, zieht die Iris die Pupillen zu einem kleinen Punkt zusammen. Wenn das Licht von außen weniger hell ist, erweitert sich die Pupille entsprechend.

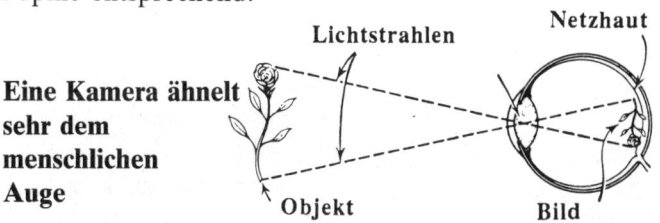

Eine Kamera ähnelt sehr dem menschlichen Auge

Lichtstrahlen — Netzhaut — Objekt — Bild

Lichtstrahlen treten in das Auge ein, kreuzen sich in der Linse und finden ihren Brennpunkt auf der Netzhaut.

Natürliche Kost verbessert Ihr Sehvermögen

Wie Sie gesehen haben, ist das Auge ein empfindlicher Mechanismus. Alle Blutgefäße, die Nahrung und Sauerstoff zum Auge bringen, sind sehr feine Kapillaren.

Nun trinken die Menschen Jahr um Jahr immer mit Chemikalien versetztes Wasser, das noch außerdem anorganische Mineralien enthält, und aus der täglichen Nahrung kommen Umweltgifte und Harnsäure. Genau wie in den Kalksteinhöhlen die Stalaktiten und Stalagmiten durch einen Tropfen nach dem anderen geformt werden, so deponiert das Blut anorganische Mineralien und toxische Säuren nach und nach in den Blutgefäßen der Augen.

In den empfindlichen Kapillaren bilden sich Ablagerungen. Brillen werden verschrieben. Nach einer gewissen Zeit werden stärkere Gläser nötig. Dann beginnt die Sicht weiter nachzulassen und in vielen Fällen kommt der Mensch dann in die völlige Dunkelheit hinein.
Viele Menschen geraten in Panik, wenn sie ihre wundervolle Sehfähigkeit zu verlieren beginnen. Sie versuchen alle möglichen Behandlungsmethoden und Rezepte, einige lassen sich operieren, aber das Sehvermögen schwindet trotzdem weiter dahin.
Denken Sie daran, daß Sie drei gefährliche Feinde für Ihre Augen haben: anorganisches mineralisiertes Wasser, toxische Gifte aus säurebildender Nahrung sowie Harnsäure aus einer Kost mit zuviel tierischem Eiweiß.

Sauberes Blut

Blut hat den Schlüssel zu unserer Gesundheit, unserer Vitalität, unserer Jugendlichkeit und zu unserem Leben!

Halten Sie Ihr Blut frei von anorganischen Mineralien und toxischen Säuren!

Unser Körper baut also ständig völlig neues Blut auf. Wir können die Gesundheit zurückgewinnen durch ein Umkehr-Programm. Wir müssen vorsichtig bei der Auswahl des Trinkwassers sein und bei der Art unserer Ernährung. Meiden Sie ab heute alle Dinge, die Ihr Blut belasten! Ihr Blut wird gesunden und Ihnen einen beschwerdefreien, vitalen und jugendfrischen Körper geben. Es liegt allein in Ihren Händen!

Mit den Kenntnissen, die Ihnen in diesem Buch vermittelt werden, können Sie beginnen, jugendlicher zu werden und länger zu leben. Sie müssen absolut Herr und Meister über all das werden, was Sie essen und trinken. Das Fleisch ist schwach. Sie können alle Arten von Nahrung und Getränken zu sich nehmen, und in den meisten Fällen wird es Ihr Körper annehmen. Daher sollten Sie dieses Buch mehrmals lesen und Ihre Lebensweise und Ihre Ernährung umstellen.

Weiße Blutkörperchen

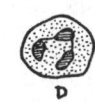

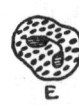

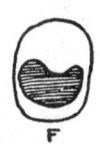

Weiße Blutkörperchen: b, Lymphozyten c, Basophiler Leukozyt d, Neutrophiler Leukozyt; e, Eosinophiler Leukozyt; f, Monozyt. Eine rote Blutzelle (a) ist zu Vergleichszwecken hinsichtlich der Größe mitaufgeführt.

Natürlich wissen wir alle, wie Blut aussieht – eine etwas dickliche rote Flüssigkeit. Diese kann man immer sehen, wenn die Haut auch nur leicht verletzt ist. Die winzigen Blutungen kommen aus den kleinen Blutgefäßen, die die Haut überall mit Blut versorgen.

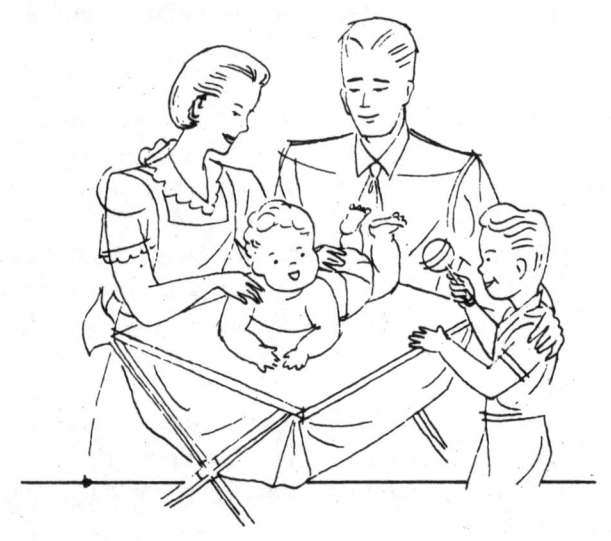

Wenn dieses Kind nach einem richtigen Gesundheitsprogramm leben würde, könnte es lange leben und sich eines schmerzfreien, frischen und jugendlichen Körpers erfreuen.

Blut, Ihr Lebensstrom, ist die Flüssigkeit, die Sauerstoff und Nährstoffe zu allen Zellen des Körpers bringt und versucht, alle giftigen Substanzen abzutransportieren. Das Problem besteht darin, daß der zivilisierte Mensch anorganische Mineralstoffe und toxische Gifte so schnell und intensiv in seinen Körper hineinbringt, daß es für das Blut unmöglich ist, sich selbst zu reinigen. Nichts ist aber wichtiger als dieses unser „Lebensblut". Wenn wir nicht genügend Sauerstoff und Nährstoffe erhalten, sterben wir; und wenn giftige Stoffe nicht entfernt werden, sterben wir auch. Und das ist genau das – es tut mir leid, es zu sagen – warum wir lange vorher, ehe wir unser natürliches Ende erreicht haben, sterben! Wir nehmen uns nicht die Zeit zu lernen, wie wir mehr Sauerstoff in unseren Körper bekommen. Wir nehmen uns nicht die Zeit, uns für eine richtige Ernährung zu interessieren.

Der Tod kommt von angesammelten Giften, die unser Blut vergiften und verklumpen und Blutgefäße und Nerven schädigen. *Siehe auch Dr. John H. Tilden: „Mit Toxämie fangen alle Krankheiten an."* Anorganische Mineralien werden dem Körper zur Last. Die hohe Konzentration von anorganischem Salz, dazu Fett und Gifte – das ist unser Tod! Nicht die Jahre sind Ihre Feinde, sondern die Giftstoffe, die Sie in Ihren Körper hineintun. Das ist der Grund für die schrecklichen Schäden an Gesundheit und Leben.

Um sich gut zu fühlen, sollte man nur solche Kost zu sich nehmen, die nicht mit Körper oder Geist in Widerstreit liegt. Daher kann sich nur der gut fühlen, der mäßig lebt.

Sokrates

Schaubild des Kreislaufsystems

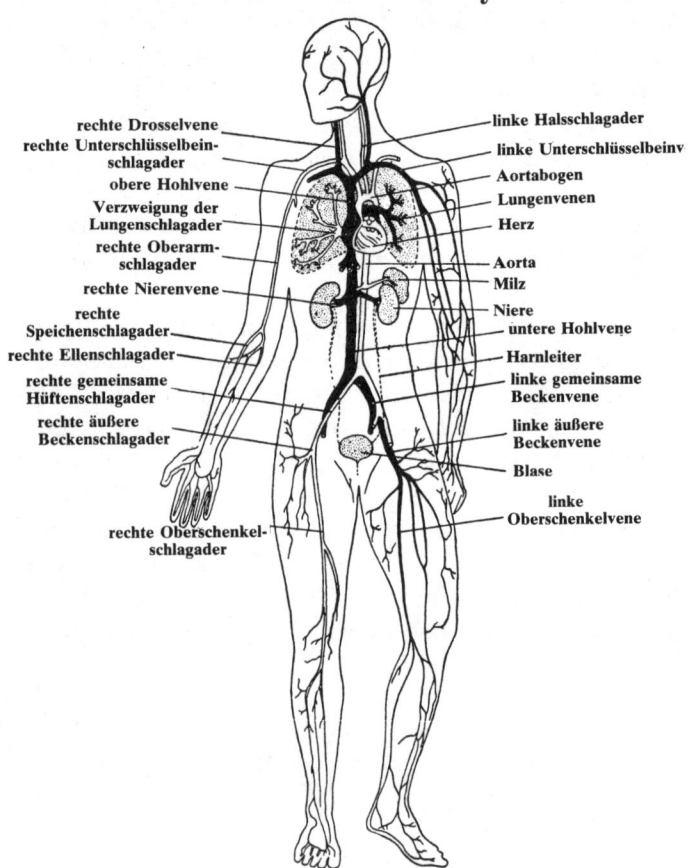

rechte Drosselvene
rechte Unterschlüsselbeinschlagader
obere Hohlvene
Verzweigung der Lungenschlagader
rechte Oberarmschlagader
rechte Nierenvene
rechte Speichenschlagader
rechte Ellenschlagader
rechte gemeinsame Hüftenschlagader
rechte äußere Beckenschlagader
rechte Oberschenkelschlagader

linke Halsschlagader
linke Unterschlüsselbeinv
Aortabogen
Lungenvenen
Herz
Aorta
Milz
Niere
untere Hohlvene
Harnleiter
linke gemeinsame Beckenvene
linke äußere Beckenvene
Blase
linke Oberschenkelvene

Zur besseren Übersicht sind eine Menge Blutgefäße weggelassen worden und nur einige der größeren eingezeichnet. Aus dem gleichen Grund werden nur die Arterien im linken Arm und linken Bein gezeigt. Venen dagegen im rechten Arm und im rechten Bein. Arterien sind weiß und Venen schwarz.

Das größte Gesundheitsgeheimnis der Welt

Das „Gesundheitsgeheimnis" liegt in der inneren Sauberkeit!

Um 100 % gesund zu sein, muß der Körper vollkommen frei sein von Ablagerungen anorganischer Mineralstoffe, die vom Leitungswasser der Stadt oder Wasser aus Seen, Flüssen, Brunnen und Quellen kommen. Anorganische Mineralien verunreinigen den menschlichen Körper, bilden Verkalkungen, verklumpen und das menschliche Adersystem verstopfen und wichtige Organe schwächen.

Der Körper braucht absolut reines Wasser.
Dieses Wasser ist am besten, wenn es direkt von rohen, organisch angebauten Früchten und Gemüsen kommt.
Das ist das Wasser, das uns Leben schenkt – Wasser, das mit Sonnenkraft geladen und mit gesundheitsaufbauenden Vitaminen, organisch gebundenen Mineralien und den wundervollen Enzymen angereichert ist.

Enzyme helfen, Widerstand gegen Krankheiten aufzubauen. Sie helfen ferner, die angesammelten Ablagerungen anorganischer Mineralstoffe auszuwaschen und Gifte, die tief in den Geweben und Organen eingelagert sind, aufzulösen.

Frische Obst- und Gemüsesäfte reinigen den Körper

Rohe Obst- und Gemüsesäfte sind Reiniger für das innere Körpersystem und das Blut. Deshalb nennen wir sie „Wasser der Gesundheit und Jugend". Die Sonnenstrahlen senden Milliarden von Atomen in das Pflanzenleben. Wir können diese Sonnenenergie nutzen, eine strotzende Gesundheit, unbegrenzte Vitalität und körperliche Ausdauer zu erhalten. Diese Sonnenenergie aus Obst und Gemüsen kann gegen die Anhäufung anorganischer Mineralien und Gifte, die sich im Körper angesammelt haben, kämpfen. Frucht- und Gemüsesäfte sind die natürlichen Säuberungsmittel für den menschlichen Körper. Sie wirken wie ein „Besen" und kehren Abfälle und Giftstoffe aus dem Körper. Trinken Sie täglich 1 Liter oder mehr mit Sonnenkraft angereicherten Obst- und Gemüsesaft (frisch gepreßt).

Noch besser: Essen Sie Früchte, Salate und Gemüse roh.

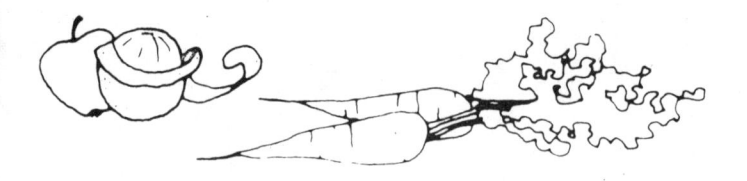

Gehen Sie in einen Naturkostladen oder ein Reformhaus und kaufen Sie sich einen Entsafter und Mixer. Beide Geräte sind wichtig für Ihr Programm, den Körper von anorganischen Mineralien und giftigen Abfallstoffen zu befreien. Es werden wahrscheinlich die besten

Investitionen sein, die Sie jemals in Ihrem ganzen Leben gemacht haben. Mit dem Entsafter können Sie viele Arten von Frucht- und Gemüsesäften herstellen.

Fruchtsäfte spielen eine wichtige Rolle beim Aufbau eines sauberen Körpers und von reinem Blut. Apfelsaft, Ananassaft, Kirschsaft, Brombeersaft, Orangensaft, Grapefruit, Pflaumensaft, Aprikosensaft, Erdbeersaft – diese alle sind der wahre Nektar der Götter.

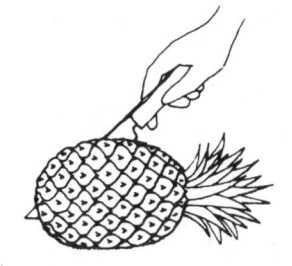

Möhren, Sellerie und roher Spinat ist eine wundervolle Kombination.

Möhren, rote Bete und Sellerie-Säfte geben einen Cocktail, der reich an organischem Natrium ist.

Apfel- und Rharbarbersaft gemischt ergibt einen großartigen Gesundheitstrank.

Grüne Pfefferschoten und Tomatensaft ist ein innerer Reiniger.

Roher Spinat mit Wasserkresse geben Ihrem Blut eine Menge organisches Eisen.

Petersilien- und Möhrensaft ist eine schmackhafte und gesunde Kombination!

Kohlsaft (die Stanfort University Medical School entdeckte, daß es hilft, Geschwüre zu heilen), Zwiebelsaft, Knoblauchsaft, Erbsenschalensaft, weißer Rübensaft, Saft aus Kopfsalat, Grünkohl, Endiviensalat, alle sind angefüllt mit Sonnenenergie, Vitaminen, organischen Mineralstoffen und Enzymen.

Trinken Sie Säfte langsam – in kleinen Schlückchen! Säfte sollten niemals schnell heruntergestürzt werden!

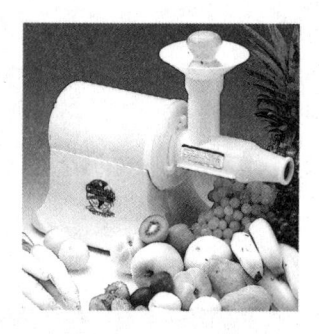

Elektro-Entsafter*
für Früchte, Gemüse und Salate

Achten Sie beim Kauf eines Entsafters auf hohe Leistung und niedrige Umdrehungszahl zur Erhaltung der biologischen Wertigkeit.

* Lieferhinweise erhalten Sie vom Fit fürs Leben-Informationsdienst, Postfach 1261, 27718 Ritterhude.

Naturkost soll Ihre Arznei sein

Was geschieht wirklich mit der Nahrung im menschlichen Körper? Welche Beziehung hat sie zu einem langen Leben und guter Gesundheit bzw. zu Krankheit, Elend und körperlichen Leiden? Wie kann Naturkost von Einfluß bei der Reinigung des Körpers von anorganischen Mineralien und toxischen Giften sein?
Das sind Fragen, für die man ein gründliches und umfassendes Verständnis aufweisen muß, ehe man in der Lage ist, die Rolle der Ernährungsart für die Lebensvorgänge völlig zu verstehen. Eine Rolle, die von größter Bedeutung auch bei der Vermeidung menschlicher Leiden, bei der Wiedergewinnung der Gesundheit und bei der Verlängerung der Lebensdauer ist. Eine ausgewogene natürliche Kost gibt dem Körper Nährstoffe, Energie und Kraft. Diese Kost besteht aus ⅗ rohen Früchten, und Gemüsen, ⅕ Protein (Eiweiß) möglichst pflanzlicher Herkunft. ⅓ des restlichen Fünftels sei natürlicher Zucker wie z. B. Honig; ein weiteres Drittel des Fünftels sei Stärke wie z. B. Rohgetreide oder brauner Reis; das letzte Drittel des Fünftels seien ungesättigte Fette aus kaltgeschlagenem Distelöl, Olivenöl oder Sonnenblumenöl. Diese ausbalancierte Kost bringt Ihren Körper in die basische Richtung und trägt sehr viel dazu bei, Ihren Körper innerlich immer rein zu halten.

– *Laßt die Nahrung Eure Arznei sein und Arznei sei Eure Nahrung!*

Hippokrates

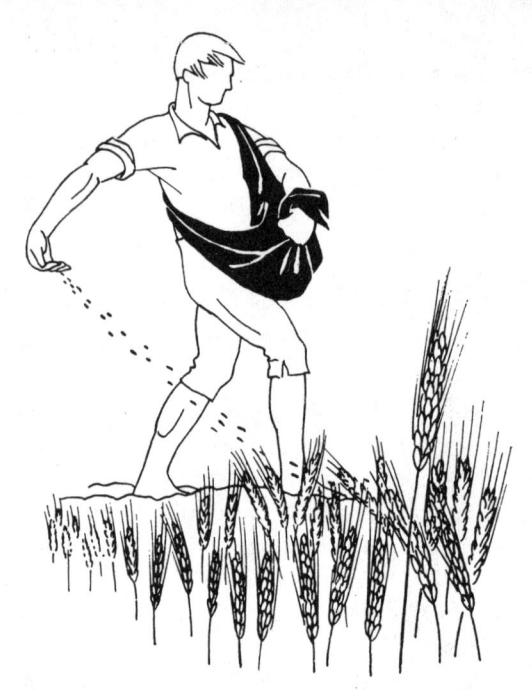

Essen Sie nur natürliche, lebendige Nahrung

Vermeiden Sie alle Nahrungsmittel, ohne „Lebenswert"!

Um Ihren Körper innerlich rein zu erhalten, sollten Sie folgende tote, der Lebensstoffe beraubten Fabrik-Nahrungsmittel völlig meiden:

1) raffiniertes weißes und graues Mehl und Erzeugnisse daraus, Getreideflocken oder andere Getreidepräparate.

2) Bratkartoffeln, Pommes frites, Kartoffelchips;

3) raffinierter weißer und brauner Zucker und Erzeugnisse daraus wie Bonbons, Schokolade, Eiscreme;

4) Kaffee, Tee, Alkohol, Cola- und andere süße Getränke;

5) weißer polierter Reis, Perlgraupen, Haferflocken;

6) Kochsalz hat überhaupt keinen Platz in einer ausgewogenen Ernährung.

   Salz ist enthalten in:

   a) verarbeitetem Käse, salzigen Gemüsekonserven in Dosen, gesalzenem Fisch in Dosen;
   b) verarbeitetem Fleisch, wie z. B. Würstchen, Schinken, Speck, Corned Beef – alles enthält konzentrierte Salzlösungen.
   c) Räucherfisch und andere geräucherte Nahrungsmittel

Wenn Sie nicht hungrig sind, so essen Sie auch nicht!

Lassen Sie Ihren Körper seine Nahrung durch körperliche Aktivitäten verdienen!

Das Essen von viel Fleisch gibt uns eine Menge böser Krankheiten und viele üble Begierden.

Porphyrises, 233 v. Chr.

Umgewöhnung Ihrer 260 Geschmacksknospen

Es wird schon einige Willenskraft benötigt, wenn man eine Umstellung der Eßgewohnheiten durchführt, d. h. anstelle totgekochter Nahrung lebendige Nahrung zu sich nimmt. Für eine gewisse Zeit wird ein Verlangen nach der ungesunden Kost, die Sie wahrscheinlich während Ihres bisherigen Lebens gegessen haben, weiter bestehen. Aber wenn Sie ausdauernd bei der Auswahl der natürlichen Lebensmittel sind, wird Ihr altes Verlangen nach solchen ohne Lebenskraft verschwinden. Nach einiger Zeit werden Sie nicht mehr daran denken, Ihren Körper zu beleidigen, indem Sie ihm raffinierte, verarbeitete und fabrikmäßig hergestellte Zivilisationskost geben.
Sie werden neu geboren! Sie haben es nicht nötig, halb lebendig und krank zu sein! Sie werden ein zusätzliches Vergnügen darin finden, sich des wahren Geschmacks der lebendigen Nahrung zu erfreuen. Die Gewürzempfindungen werden Sie unterscheiden können, sobald Ihre 260 Geschmacksknospen sich von ihrer Lähmung durch Salz erholt haben und wieder richtig funktionieren *(siehe auch Harvey und Marilyn Diamond „Fit für's Leben I und II")*.

Nicht zuviel Fleisch

Fleisch ist eine reiche Proteinquelle (Eiweiß). In der Tat, Ernährungsfachleute nennen es das Protein Nr. 1. Proteine aus dem Pflanzenbereich werden von der alten Ernährungswissenschaft „Proteine zweiter Klasse" genannt. Fleisch ist jedoch die Hauptquelle von Harnsäure und Cholesterin, die beide für Ihre Gesundheit schädlich sind. Nachdem ich etwa 65 Jahre mit der Forschung für eine natürliche Ernährung verbracht hatte, bin ich zu den nachstehenden Schlußfolgerungen hinsichtlich Fleischgenusses gekommen:

Wenn Sie Fleisch in Ihren Eßplan einschließen, so sollten Sie es nicht mehr als einmal in der Woche essen. Nach meiner Meinung ist frischer Fisch noch das beste tierische Eiweiß. Danach kommen Hühner und Puter aus natürlicher Bodenhaltung – aber essen Sie nie die Haut, denn diese hat viel Cholesterin. An dritter Stelle kommt Lammfleisch und Rindfleisch. Ich halte nichts davon, daß Schweinefleisch oder Schweinefleischerzeugnisse irgendwelcher Art (Wurst und Schinken) gegessen werden. Nebenbei bemerkt, das Schwein ist neben dem Menschen das einzige Tier, das Arteriosklerose und Arterienverkalkung haben kann.

Es ist eine Tatsache, dieses Tier ist so voller Cholesterin, daß Schweine bei kaltem Wetter hart und steif werden, als ob sie gefroren werden. Außerdem kann dieses Tier infiziert sein mit gefährlichen Parasiten. Wie schon erwähnt, Schinken, Speck, Würstchen, Leberwurst, Mettwurst und andere Wurstsorten – all dieses wird durch hohe anorganische Salzkonzentrationen und andere Schadstoffe konserviert.

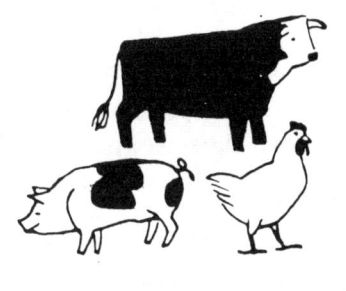

Dies sind alles tote Lebensmittel und sollten deshalb keinen Anteil in einer richtigen Ernährung haben.

Trinken Sie nur dampfdestilliertes Wasser

Außer den Frucht- und Gemüsesäften trinke ich kein anderes Wasser als nur dampfdestilliertes Wasser!

In unserer heutigen verschmutzten und vergifteten Welt ist dampfdestilliertes Wasser das sauberste Wasser in der Welt wie früher das Regenwasser. Leider ist Regenwasser heute durch Abgase aus Autos, Fabriken und Kraftwerken stark belastet mit Schadstoffen. Dampfdestilliertes Wasser enthält keine festen Bestandteile irgendwelcher Art. Es besteht nur aus Wasserstoff und Sauerstoff. Es enthält auch keine Mineralien, weder organische noch anorganische. Es kann als Trinkwasser und zum Kochen benutzt werden. Auch kann es für elektrische Dampfbügeleisen und Batterien verwendet werden. Wenn dampfdestilliertes Wasser in den Körper geht, so hinterläßt es keinen Rückstand irgendwelcher Art. Es ist frei von Salz und Natrium. Es ist das vollkommene Wasser für ein gesundes Funktionieren der großen Körperfilter, der Nieren.
Es ist eine perfekte Flüssigkeit für das Blut. Es ist die ideale Flüssigkeit für ein wirkungsvolles Funktionieren der Lungen, des Magens, der Leber und anderer wichtiger Organe.
Warum? Weil es frei von allen anorganischen Mineralstoffen ist. Es ist so rein, daß alle flüssigen Arzneimittel-Rezepte destilliertes Wasser vorschreiben.
Glauben Sie nicht das Märchen, wenn jemand erzählt, destilliertes Wasser sei totes Wasser! Natürlich können Fische nicht in destilliertem Wasser leben. Fische brauchen Pflanzenwachstum im Wasser. Pflanzenwachstum braucht anorganische Mineralien zum Leben.

Wie steht es mit Regenwasser?

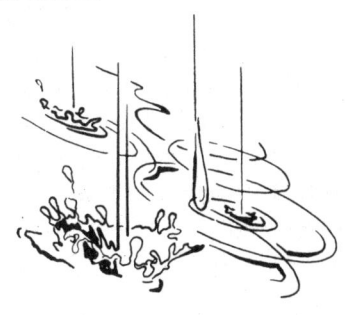

Regenwasser ist ein ideales destilliertes Wasser – aber heutzutage ist unsere Luft so verschmutzt, daß sie das natürliche Wasser in den Wolken vergiftet und verunreinigt.

Eine meiner Theorien ist, daß die in der Bibel erwähnten Völker mit einem phantastischen Lebensalter nur Regenwasser getrunken haben. Regenwasser ist destilliertes Wasser aus den Wolken.

Heute jedoch leben wir im Zeitalter der Umweltverschmutzung. Sogar Regen vom Himmel ist verschmutzt.

Strontium 90 von unseren Atombomben macht Regenwasser zu einem tödlichen Gift. Unsere Industrieanlagen schicken Gifte in die Luft – Schwefeldioxyd, Blei, Kohlenmonoxyd und hunderte anderer Schmutzstoffe. Daher kommt in unserer gegenwärtigen Zivilisation Regenwasser nicht mehr infrage. Um in dieser vergifteten Welt überleben zu können und uns selbst vor der Zerstörung unseres Lebens zu bewahren, d. h. vollständige Verhärtung der Gehirnstrukturen, der Adern, Gelenke und des Gewebes, müssen wir nur noch destilliertes Wasser trinken.

Wir möchten nicht, daß unsere Gehirnarterien und andere Blutgefäße zu Stein werden. Sie können diesen Zustand jeden Tag bei frühzeitig alt gewordenen Menschen sehen, die völlig senil sind. Oftmals hört man das Wort „Fossil". Damit sind die vorgeschichtlichen versteinerten Überreste von Tieren gemeint, die in früheren Erdzeitaltern lebten. Wenn Sie nur ein Glas gewöhnliches Leitungswasser trinken, hat der Versteinerungsprozeß schon begonnen. Wenn ein Mensch an Arterienverkalkung stirbt, dann hat er das absolute Ende erreicht.

Oft habe ich jemanden sagen hören: „Das alte Fossil John Smith ist in der vergangenen Nacht an Arterienverkalkung gestorben".

Obwohl die Bemerkung grob war, so traf sie doch die Wahrheit. Wenn wir in diesem Leben auch den tödlichen degenerativen Erkrankungen und Ansteckungskrankheiten einigermaßen entgehen können, so werden wir doch immer von dem großen Mörder der Menschheit – „Verkalkung der Arterien" bedroht.

Jedermann ist der Erbauer eines Tempels, den man Körper nennt . . . Wir sind alle Bildhauer und Maler, und unser Material sind unser Fleisch, Blut und unsere Knochen. Jede Noblesse fängt als erstes bei der Verfeinerung der menschlichen Gesichtszüge an. Jede Schlechtigkeit oder Sinnlichkeit vergröbert sie.

Henry David Thoreau

Stufen der Arterienverkalkung

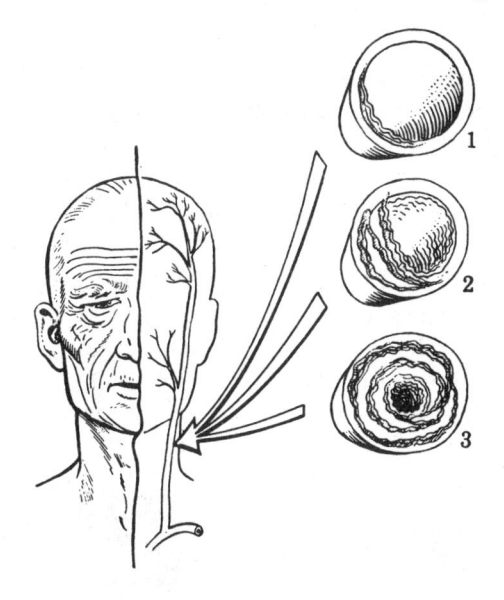

Diese Zeichnung zeigt die 3 Stufen der Verkalkung der Blutgefäße im Gehirn. Sobald der Blutstrom geringer wird, können Zusammenballungen entstehen, die dann eine Ader völlig verschließen.

Verhinderung der Arterienverkalkung

Fassen Sie noch heute den Entschluß, nur noch reines dampfdestilliertes Wasser zu trinken. Wenn Sie es nicht von einem Wasserlieferanten bekommen können, probieren Sie es in einer Apotheke. Normalerweise führen Apotheken dampfdestilliertes Wasser für Menschen, die Herzbeschwerden oder einen Schlaganfall gehabt haben

– aber warten Sie nicht so lange, bis Ihnen so etwas passiert. Wenn Sie kein dampfdestilliertes Wasser irgendwo kaufen können, dann kaufen Sie sich ein kleines **Destilliergerät** und destillieren Sie Ihr Wasser selbst. Sie werden vielleicht sagen, das macht aber viel Mühe – aber das ist längst nicht so unangenehm, als wenn Ihre Arterien hart zu werden beginnen und Ihr Körper langsam an Sauerstoffmangel zugrunde geht.

Denken Sie daran, Ihr Blut trägt den Sauerstoff zu allen Teilen des Körpers. Wenn die Arterien durch anorganische Mineralien verkalken, steht Ihnen großes Leid bevor. Sauerstoffmangel ist ein schreckliches Problem für den Körper.

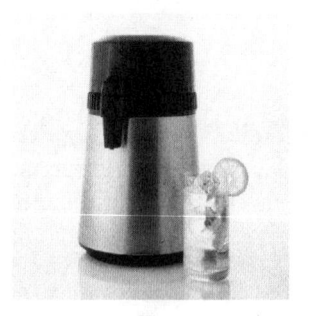

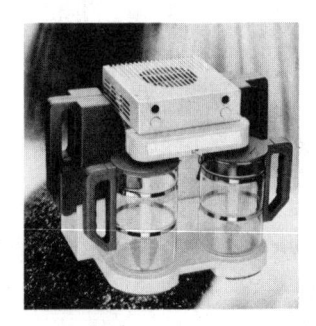

Wasser-Destilliergeräte *luftgekühlt*
Leistung pro Stunde 0,8 l   Leistung pro Stunde 1,2 l

---

* Lieferhinweise erhalten Sie vom Fit fürs Leben-Informationsdienst, Postfach 1261, 27718 Ritterhude.

– *Es gibt keine wichtigeren Bestandteile einer richtig zusammengesetzten Kost als Früchte und Gemüse, denn diese enthalten alle Arten von Vitaminen, bekannten und unbekannten.*

Sir Robert Mc Carrison

– *Gott gibt die Nahrung, der Mensch zerstört ihren Nährwert durch Raffinierung und Verarbeitung. Eßt nur Gottes natürliche Nahrung!*

Patricia Bragg

Unsere „Gesundheits-Reisen" um die Welt

Während unserer vielen „Gesundheits-Reisen", die uns rund um die Welt führten, haben wir meistens dampfdestilliertes Wasser gefunden . . . aber, wenn dies nicht der Fall war, oder wenn wir Zweifel über das Wasser hatten – dann kamen wir ohne Wasser aus und haben uns für gewisse Zeit nur durch frisches Rohgemüse und Obst mit deren reinem Wasser versorgt. Ich hatte stets auch einen kleinen Handentsafter für Orangen bei mir, so daß ich mir auf diese Weise immer frischen Orangensaft pressen konnte.

Die große Körperreinigung mit Wassermelonen

Es gibt nichts Besseres als eine Körperreinigung mit Wassermelonen, um anorganische Mineralien aufzulösen und aus dem Körper auszuscheiden.

Als junger Mensch war ich krank geworden durch das Trinken von sehr hartem Wasser. Die Kristalle dieses harten Wassers hatten das Adernsystem meines Körpers verstopft. Als ich die Wahrheit über den großen Schaden erfuhr, fing ich an, mit Früchten und Gemüsen zu experimentieren, um herauszufinden, was die größte Wirkung für die Auflösung dieser Schadstoffe erzielen würde. Es war eine lange Suche, aber endlich fand ich es heraus. Wassermelonen und der Saft von Wassermelonen sind am erfolgreichsten. Mehrmals im Jahr führe ich eine Wassermelonenkur durch. Die Kur besteht darin, daß ich für eine Woche oder zehn Tage nichts anderes als Wassermelonen und den Saft von Wassermelonen zu mir nehme. Jeden Morgen nehme ich eine Probe des Morgen-Urins, fülle ihn in eine kleine Flasche, die ich fest versiegele, schreibe das Datum darauf und stelle sie in ein Regal, wo sie 6 bis 12 Monate stehen bleibt. Im Laufe der Zeit setzen sich die anorganischen Mineralstoffe auf dem Boden der Flasche aufgrund ihres spezifischen Gewichts ab. Als Biochemiker analysiere ich gründlich diese Substanzen und finde Kalziumkarbonat, Magnesiumkarbonat und andere anorganische Mineralstoffe.

Aus diesem Grund führe ich die Wassermelonenkur mehrmals im Jahr durch. Abgesehen davon, esse ich Wassermelonen laufend während der Saison. Viele Male habe ich auch hohe Preise im Winter bezahlt, wenn ich mir Wassermelonen aus warmen Ländern extra habe kommen lassen. Ich betrachte diese aber als eine gute Gesundheitsversicherung. Im Durchschnitt trinke ich im Sommer jeden Tag fast einen Liter Wassermelonensaft. Als Resultat habe ich den Blutdruck eines Mannes von 25 Jahren – Werte 120 zu 80, mein Puls liegt

„Um einen gesunden Geist in einem gesunden Körper sollten wir beten."

Juvenal

Das Leben ist wie ein Gewehr. Man kann damit nur in eine Richtung zielen. Entscheiden Sie sich für Ihr Ziel: Gesundheit!

Paul C. Bragg

bei ca. 60. Ich lasse mein Herz und meine Arterien jedes Jahr durch einen Herzspezialisten untersuchen. Bis jetzt ist auch nicht das geringste Anzeichen einer Arterienverhärtung vorhanden. Ich kann Dauerlaufen, schnell laufen, Schwimmen, viele Kilometer radfahren. Ich habe geschmeidige, elastische Arterien und Blutgefäße. Auf meiner Stirn sind keine dicken hervorstehenden Adern, so wie ich sie bei Menschen gesehen habe, die nur ein Drittel meiner Lebensjahre aufweisen. Ich kann 30 Minuten lang auf dem Kopf stehen, ohne daß ich schwindlig werde oder andere Reaktionen zeige. Ich erfreue mich eines perfekten Gehörs und eines guten Sehvermögens.

Ich bekämpfe laufend den schlimmsten Feind, die „Verhärtung der Arterien" und ich hoffe, daß ich noch viele, viele Jahre Sieger bleiben werde.

Meine Voraussage

Ich bin nur eine kleine Stimme, die in der Wüste ruft und die Lehre des Trinkens von dampfdestilliertem Wasser verkündet, um die Menschheit vor den Gefahren des mit Chemikalien und anorganischen Mineralien angefüllten Wassers zu warnen. Ich habe schon ein langes Leben gelebt. In dieser Zeit habe ich meine Verwandten, meine persönlichen Freunde und auch einige sehr liebe Tiere an Verkalkung sterben sehen. Ich glaube, daß ich mit meiner Theorie über die Gefährlichkeit des mit anorganischen Mineralien angereicherten Wassers der Zeit 100 Jahre voraus bin. Irgendwann wird die Menschheit die Gefahren des normalen Wassers erkennen. Dann wird alles Wasser, das in den Wohnungen verbraucht wird, nur dampfdestilliertes Wasser sein.

Dies wird der größte Fortschritt hinsichtlich der Gesundheit sein, den die Menschheit je erreicht hat.

Es ist egal, wie sehr ein Mensch seine Eßgewohnheiten überwacht, es ist egal, wieviel Obst- und Gemüsesaft er trinkt, es ist egal, ob er eine Diät mit Rohkost durchführt oder eine vegetarische Ernährung hat, oder ob er eine sogenannte wissenschaftliche Diät berücksichtigt, solange er weiterhin Wasser aus Quellen, Brunnen, Flüssen oder Seen trinkt, ist er dabei, sich zu einem Fossil zu machen.

In den vergangenen 60 Jahren habe ich alle großen Spezialisten auf dem Gebiet der Ernährung, Naturheilmethoden usw. kennengelernt, aber sie alle tranken das todbringende mit anorganischen Mineralien versetzte Wasser – nur sehr wenige von ihnen erreichten ein hohes Alter!

Das Gleiche war bei den großen Sportlern der letzten 60 Jahre. Sie hatten ihre Sonnentage, tranken das tödliche anorganische Mineralwasser und starben im selben Alter wie Nichtsportler.

Ich war persönlich bekannt mit Bill Tilden, dem berühmten Tennisspieler. In seiner Blütezeit konnte ihn kein Mann in der Welt bezwingen. Er hörte nicht auf meine kleine, bescheidene Stimme, die ihm von der Gefährlichkeit und Todeswirkung des anorganischen Trinkwassers berichtete. Er sagte, alle anderen Menschen würden normales Wasser trinken und er sähe keinen Grund dafür, warum er es nicht auch tun sollte. Alle seine sportliche Kraft und Tapferkeit bewahrten ihn nicht vor einem Herzinfarkt und er starb, ehe er 60 Jahre alt geworden war. Die Autopsie ergab, daß die Arterien seines Herzens wie Stein waren.

Sandow, der stärkste Mann seiner Zeit, war auch einer meiner Freunde. Jedesmal, wenn ich ihn in seinem Studio in London besuchte, ließ er seine Muskeln spielen und erklärte mir, wie stark er sei. Aber er trank das Londoner Leitungswasser und mit 58 Jahren hatte er einen Herzinfarkt. Seine große Stärke und seine Muskeln konnten ihn nicht retten.

Der Mensch ist so alt, wie seine Arterien sind. An dieser Feststellung kommt man in keiner Weise vorbei.

Im Verlauf des Korea-Krieges wurden 300 junge amerikanische Soldaten innerhalb einer kurzen Zeit getötet. Die Autopsien wurden bei allen durchgeführt. Was glauben Sie, wurde entdeckt?
Alle diese jungen Männer wiesen schon Anzeichen von Verhärtung der Arterien auf. Diese wissenschaftliche Studie ist dokumentiert. Hier waren junge Männer unter 23 Jahren, in der sogenannten Blüte des Lebens, und sie hatten schon eine Entartung ihrer Körperarterien.

– Wenn jemand mich davon überzeugen kann, daß ich nicht richtig denke oder handele, so werde ich mich gern ändern, denn ich suche die Wahrheit. Aber derjenige ist schädlich, der in seiner Dummheit beharrt.

Marcus Aurelius, Römischer Kaiser

Lebenserwartung – Lebensdauer

Man sagt uns, daß ein jetzt geborenes männliches Kind eine Lebenserwartung von 68 Jahren hat und ein weibliches etwa 72 Jahre. Was ist die augenblickliche Lebensspanne des Durchschnitt-Amerikaners? Ein männliches Kind etwa 60 Jahre, ein weibliches etwa 64 Jahre.

Daraus können wir ersehen, daß ein Mann mit 30 Jahren und eine Frau mit 32 Jahren die Hälfte ihres Lebens erreicht haben. Einige werden nicht einmal 60 bzw. 64 Jahre alt. Sehen Sie mal in die Zeitung und beachten Sie das Alter der Menschen, die vor ihrer eigentlichen Zeit schon sterben.

Die Vereinigten Staaten und andere westliche Länder haben eine Epidemie von Herzerkrankungen. **Sehen Sie mal der erstaunlichen Tatsache ins Gesicht:**

Die Chancen sind größer als 2 zu 11, daß direkt oder indirekt der durchschnittliche erwachsene Amerikaner oder Westeuropäer an irgendeiner Form einer Herzkrankheit stirbt. Sie, als Individuum können diese schockierende Tatsache ändern, indem Sie ab heute aufhören, normales Wasser zu trinken, aufhören, Salz zu verwenden und mit gesättigten Fetten belastete Kost zu verzehren. Vor allem müssen Sie beginnen, nur noch Frucht- oder Gemüsesäfte oder dampfdestilliertes Wasser zu trinken und eine ausgewogene natürliche Kost zu sich zu nehmen.

Bewegung ist für die Gesundheit sehr wichtig

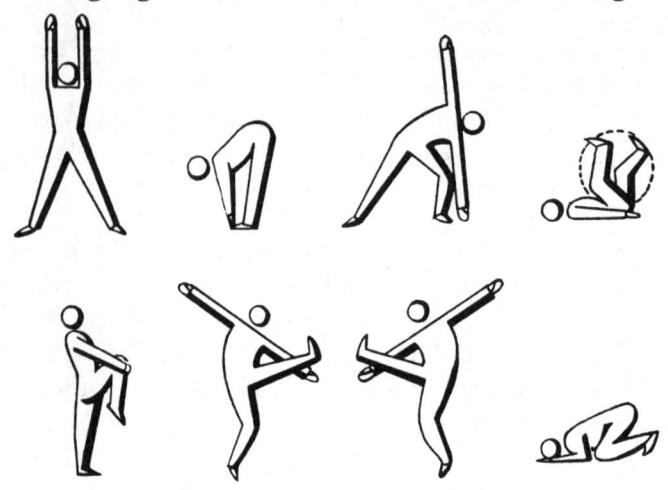

Für den Erhalt jugendlicher Arterien ist Bewegung wichtig. Um lange zu leben, ist es nötig, ihre Herz-Gefäß-Ausdauer zu trainieren, zusammen mit dem Programm für eine Geschmeidigkeit und Flexibilität der Arterien.

Der erste Schritt ist, mehr Sauerstoff in den Körper zu geben, um die Auflösung der Ablagerung zu unterstützen. Jede körperliche Aktivität, die Ihrem Körper mehr Sauerstoff zuführt, hilft Ihr Leben zu verlängern. Gehen Sie nach draußen an die Luft, laufen Sie, schwimmen Sie oder fahren Sie Rad oder machen Sie einen langen Spaziergang von 3 bis 4 km.

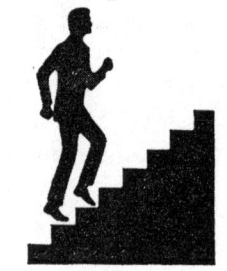

Halten Sie sich biologisch jung durch Bewegung und natürliche Ernährung

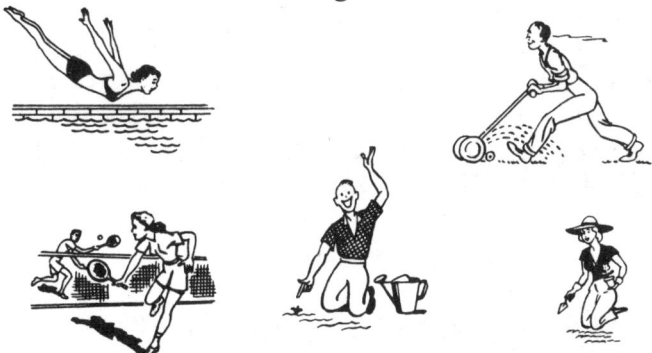

Warum alt werden? Warum nicht biologisch jung bleiben und länger leben? Lassen Sie es nicht zu, daß einige Körperteile zum Fossil werden, weil Sie mit anorganischen Mineralien verunreinigtes Wasser trinken. Bemühen Sie sich um einen vollkommenen Körper.

Seien Sie Herr Ihrer selbst

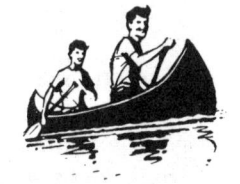

Trinken Sie kein Wasser, das Chemikalien und anorganische Mineralien enthält. Essen Sie keine Lebensmittel, die Sie nicht essen sollten. Seien Sie stärker als Ihr körperliches Verlangen. Geben Sie keiner Versuchung nach.
Sehr bald werden Sie feststellen, daß das Verlangen verschwindet. Der wirklich gesunde Mensch ist immer in der Lage, sich zu beherrschen. Der größte Triumph ist der Sieg über sich selbst.

Haben Sie keine Angst davor, als „komischer Kauz" oder als „Sonderling" bezeichnet zu werden, weil Sie richtig leben wollen, indem Sie Ihre Eß- und Trinkgewohnheiten ändern. Wahrscheinlich gab es nie eine neue Idee, die der Menschheit Segen brachte, die nicht zunächst lächerlich gemacht worden ist. **Sie können sich immer daran erinnern, daß Sie folgende gute Gründe haben, um bei Ihrem Gesundheitsprogramm zu bleiben!**

– Die unumstößlichen Naturgesetze

– Ihr gesunder Menschenverstand, der Ihnen sagt, daß Sie richtig handeln

– Ihr Ziel, – Ihre Gesundheit zu verbessern und Ihr Leben zu verlängern

– Ihr Entschluß, Krankheiten zu verhüten, um das Leben besser genießen zu können

– Werden Sie ein Lebenskünstler, und Sie bleiben jugendfrisch in jedem Alter und Sie werden Ihre geistigen und körperlichen Fähigkeiten behalten und frisch, munter, aktiv und nützlich sein, weit über die normale Spanne der Tage hinaus.

Des Lebens größter Schatz ist eine strahlende Gesundheit

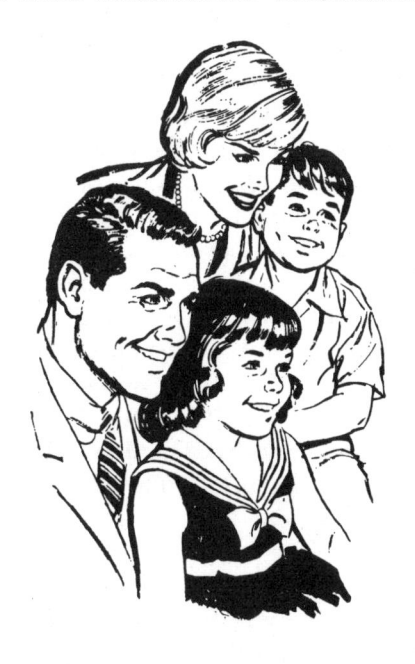

*Es gibt keinen Ersatz für Gesundheit!
Wer sie besitzt, ist reicher als ein König!*

Behaglichkeit, Sicherheit und Glück für Sie

Können Sie sich etwas Besseres vorstellen, als die Überzeugung zu haben, daß Sie nie das Opfer anorganischer Mineralien, Gifte und Harnsäure werden? Daß Sie in der Lage sein werden, diese krankmachenden Substanzen aus Ihrem Körper fernzuhalten? Würde es nicht eine

riesige Erleichterung für Sie sein, wenn diese Angst aus Ihrem Leben verschwinden würde? Wie herrlich ist es, die positive Überzeugung zu spüren, daß Sie so lange leben können, wie Sie es möchten, und daß Sie Ihre Kinder und Verwandten und Freunde lehren können, wie man in Behaglichkeit und Sicherheit leben kann, ohne all die menschlichen Leiden und einen frühen Tod befürchten zu müssen.
Sicher, die Verbannung der Lebens-Angst aus unserem Geist scheint „zu schön, um wahr zu sein". Aber dieser wunderbare Zustand ist nicht nur möglich, sondern sogar für jeden leicht zu erreichen. Man muß nur willens sein, die in diesem Buch aufgeführten Grundsätze zu befolgen.

Ich sage Ihnen in allem Ernst und aus ehrlicher Überzeugung, daß ich fest daran glaube, daß alle Arten von Krankheiten und Leiden von uns selbst verursacht werden. Sie können leicht verhindert werden, wenn Sie mit Chemikalien und anorganischen Mineralien beladenes Wasser und Salz in jeder Form vermeiden, natürliche Lebensmittel zu sich nehmen und täglich ein festes Programm für körperliche Bewegung absolvieren.

Vorbeugen ist besser als Heilen

Wir leben dauernd in der Angst vor Krankheit und Tod, obwohl wir uns dessen selten klar bewußt sind. Wir würden sogar diese Unterstellung entrüstet abweisen und behaupten, daß wir uns vor dem Sterben nicht fürchten. Jedoch sind die meisten von uns bereit, zuzugeben, daß sie Angst davor haben, eine tödlich verlaufende Krankheit zu bekommen oder daß wir durch Krankheit nicht mehr so leistungsfähig bleiben, wie wir es zur Zeit sind.

Wir fürchten immer die Dinge, die wir nicht verstehen, denn wir haben gelernt, Katastrophen von nichtvoraussehbaren Ursachen zu erwarten. Wenn wir klar erkannt haben, was eine Krankheit ist und woher sie kommt, wenn wir die immer gleichen Ursachen kennen, durch die sie zu uns kommen können – was haben wir dann zu fürchten außer uns selbst?

Eine Krankheit zu verhüten, bedeutet, die täglichen kleinen Ursachen zu vermeiden. Und, wie schon ausgeführt, ist die Ursache für Krankheit das Vollstopfen unseres Körpers mit toten Nahrungsmitteln, chemischen Stoffen, anorganischen Mineralien, Salz und den wachsenden Mengen toxischer, säurehaltiger Endprodukte aus der Verdauung und den Stoffwechsel – Zuständen, die wir jedoch selbst kontrollieren können. Daher, wenn Krankheiten durch die Abkehr von falschen Lebensgewohnheiten geheilt werden können, werden nicht gute Gewohnheiten Krankheiten ganz und gar verhüten? Vorbeugen ist kostenlos, aber es erspart eine Menge Schmerzen, Leid und Kosten. Bei klarem Verstand muß man einsehen, daß die einzig vernünftige Methode zur Gesunderhaltung des Körpers darin besteht, die klar aufgezeigten Krankheitsursachen zu vermeiden und nicht erst zu warten, bis sich eine solche schon entwickelt hat.

Vorbeugen ist der einzige Weg, der hilft, daß man sich jugendlich, vital und lebenskräftig erhält.

Wenn wir Krankheiten verhüten wollen, müssen wir eine grundlegende Kenntnis von unsere Körper haben. Unser Körper besteht aus Millionen von Zellen, die sich in einer elektrolytischen Lösung befinden. Diese Lösung enthält Kalzium, Magnesium, Kalium, Natrium, Phosphor, Chloride und Sulfate, dazu Spurenelemente wie Kupfer und Zink. Alle diese sind organisch gebundene Mineralien. Der Körper kann keine anorganischen Mineralien zum Aufbau seiner Zellen verwenden. Diese Elektrolyte werden in Lösung durch Wasser gehalten. Der Körper besteht ja zu etwa 70 % aus Wasser. Aus diesem Grund können wir über längere Zeiträume ohne Nahrung auskommen, aber nur etwa 72 Stunden ohne Wasser leben. Sie können daraus ersehen, wie wichtig es ist, daß der Körper nicht nur genügend Wasser erhält, sondern daß richtiges Wasser eine absolute Notwendigkeit ist. Natürlich trinkt die überwiegende Mehrheit der Menschen normales Wasser mit seinen Chemikalien und anorganischen Mineralien.

Der Körper kann von sich aus keine Auswahl treffen, sondern er muß das annehmen, was Sie ihm anbieten. Wenn Sie Ihrem Körper Wasser geben, das Chemikalien und anorganische Mineralien enthält, hat er sich mit diesem herumzuschlagen. Er lagert sie daher in Ihren Arterien, Venen, Gelenken, Augen, Ohren, Nase, Kehle, Gallenblase und wichtigen anderen Organen ab.

Welche Belastungen kann unser Körper aushalten und trotzdem überleben?

Viele Jahre lang scheint der Körper die Situation zu beherrschen, denn er ist ein solches wundervolles Instrument, daß er eine Menge Gift aufnehmen kann und trotzdem noch funktioniert. Aber einmal kommt schließlich der Tag, wo die Steine, mit denen Sie Ihren Körper beladen haben, Ihnen Kummer machen – richtigen Kummer: Schmerzen, Leiden, Elend und Todesangst.
Die Menschen, die der Natur ins Gesicht gelacht haben, schreien nun unter Schmerzen: „Helft mir!" „Errettet mich von diesen furchtbaren Leiden!" Das sind Menschen, die eine Heilung haben wollen. Eine Kur? Niemand kann Sie von irgendwas heilen. Nur die biologischen Funktionen des eigenen Körpers können eine Heilung bewirken. Warten Sie nicht ab, bis der Schmerz Ihren wundervollen Körper überwältigt. Es kann dann zu spät sein. Heute ist der Tag, um ein Gesundheits-Programm zu entwerfen und zu beginnen, treu danach zu leben. Sie haben nur einen Körper in Ihrem Leben.

Wenn Sie in Gesundheit und frei von Krankheiten leben wollen, müssen Sie getreu nach den Gesetzen der Natur leben. Es sind gute, freundliche Gesetze. Die Natur will, daß Sie einen beschwerdefreien, aktiven, jugendlichen Körper haben. Es ist Ihr Geburtsrecht, die Freude eines glücklichen Lebens Tag für Tag zu genießen.
Durch Befolgung der großen, guten Gesetze der Natur werden Sie eines Morgens erwachen und entdecken, wie schön das Gefühl der Gesundheit und des Glücks ist. Vorbei ist die chronische Müdigkeit, vorbei sind die

Kopfschmerzen und verschwunden sind alle Schmerzen. Sie spüren eine neue Vitalität in Ihrem ganzen Körper. Sie haben einen federnden Schritt, funkelnde Augen und eine gesunde Haut.

Sie haben den größten und wertvollsten Schatz in der ganzen Welt gefunden – strahlende, herrliche Gesundheit. Sie schlafen nunmehr tief wie ein Baby.
Sowohl physische als auch psychische Gesundheit gehören nun Ihnen.

Gott gebe mir die Gelassenheit,
Dinge hinzunehmen, die ich nicht ändern kann,
den Mut,
Dinge zu ändern, die ich ändern kann,
und die Weisheit,
das eine vom anderen zu unterscheiden.

Dauerhafte Jugendfrische gehört Ihnen

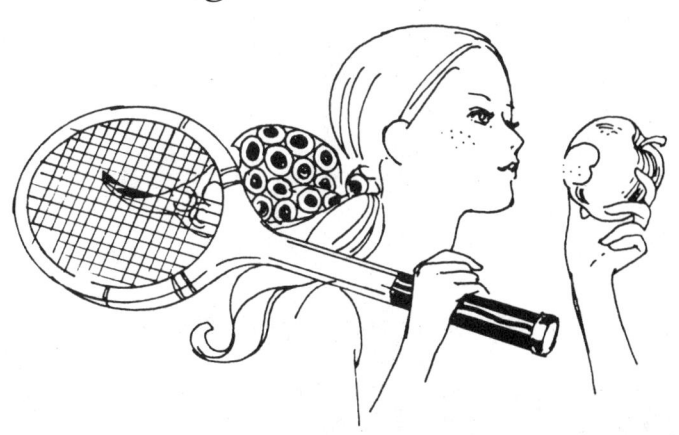

Longfellow sagt: „In der Jugend freut sich das Herz und singt" – daraus kann man die Idee ableiten, daß, wenn gewisse Jahre überschritten werden, das Herz sich nicht mehr freuen und singen kann.

Jugend im weitesten Sinne sollte sich nicht nur auf die Anzahl der Jahre beziehen, sondern auf den Seinszustand. Es ist wirklich eine Angelegenheit der eigenen Wahl, wenn jemand normal geboren wurde, wann die Jugend endet und wann das „Mittelalter" beginnt. Einige Menschen können wahrlich noch als jugendlich bezeichnet werden, obwohl sie schon achtzig und mehr Jahre alt sind.

Jeder Mensch wünscht sich, jugendlich zu bleiben, aber nicht alle sind bereit, den Preis dafür zu bezahlen. Der Preis für eine lange Jugendlichkeit ist die ständige

Beachtung der Naturgesetze. Danach müssen Sie schon handeln. Ich wiederhole also nochmals:

> Trinken Sie kein mit Chemikalien und anorganischen Mineralien verunreinigtes Wasser.
>
> Essen Sie kein Salz.
>
> Trinken Sie dampfdestilliertes Wasser.
>
> Essen Sie eine ausgewogene natürliche Kost.
>
> Führen Sie täglich körperliche Übungen durch.

Achten Sie auf richtige Atmung und persönliche Hygiene und positives Denken. Ohne einen gesunden Körper ist allerdings positives Denken nicht möglich.
Sie wissen also jetzt, daß die schädlichste Sache, die Ihnen die Jugendfrische rauben kann, die allmähliche Durchsetzung Ihres Körpergewebes mit unlöslichen anorganischen Mineralstoffen und Salz ist. Die Ablagerungen beginnen zuerst an den Wänden der Arterien und schränken stufenweise deren Elastizität und Durchmesser ein. Damit ist auch die Ernährung der durch sie versorgten Gewebe gefährdet. Als Folge verlangsamen sich alle Körperfunktionen, bis einige der wichtigsten Organe überhaupt nicht mehr arbeiten können und dann tritt das frühzeitige Altern mit vorzeitigem Tod ein.
Der Beginn des Vorgangs der Ablagerung und des Verhärtens der Arterien ist die erste Stufe des vorzeitigen Alterns, unabhängig von der Anzahl der Jahre, die ein Mensch schon gelebt hat.

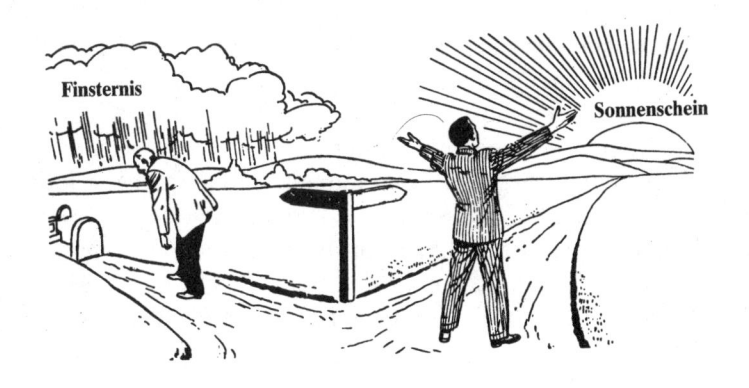

Finsternis = Endstation. Sonnenschein = Weg zur Gesundheit.

Die Wahl des Weges liegt bei jedem selbst.

Jeder kann früh nur allein die Entscheidung für sich treffen, ob er die Endstation erreicht oder ob er ein gesundes, erfülltes, langes und aktives Leben führen will.

Ihr Kampf ums Leben ist der Kampf, die Arterien frei von anorganischen Mineralstoffen zu halten. Bewahren Sie Ihren Körper vor Chemikalien und anorganischen Salzen aus dem Trinkwasser. Hören Sie auf, Salz zu verwenden und essen Sie eine ausgewogene Kost, die keine toxischen Kristalle als Rückstände produziert, die den Kreislauf verstopfen.

Sie wissen nunmehr, was ich weiß. Ich habe das Gefühl, daß ich das größte Gesundheitsgeheimnis der Welt bezüglich der Gesundheit der Menschen gelöst habe. Laßt uns das Leben zu einem gesunden, spannenden Abenteuer gestalten. Gesundheit und Wohlbefinden sind unser Ziel. Gesundheit ist Reichtum.

Es gibt keine Fehlschläge für diejenigen, die rechtzeitig beginnen und konsequent sich stetig vorwärts bewegen, in dem Bestreben, eine perfekte, jugendliche Gesundheit zu erzielen.

Unsere aufrichtigen Wünsche Ihnen allen meine lieben Freunde, die dieses Buch gelesen haben.

Unser Schöpfer hat ein natürliches Leben für uns vorgesehen. Ja, er möchte, daß wir alle dem einfachen Weg einer natürlichen Lebensweise folgen. Dieses lehren wir in unseren Büchern und weltweiten Vortragsreisen. Unsere Gebete für Gesundheit und Glück schließen Sie und Ihre Lieben ein. Gesundheit und Glück ist das Geburtsrecht, das Gott uns allen gegeben hat . . . aber wir müssen die Naturgesetze beachten. Gott hat sie festgelegt, damit wir die kostbare Gesundheit auf körperlichem, geistigem und seelischem Gebiet erhalten können.

Patricia Bragg

„Zeige mir Deinen Weg, oh Herr, und führe mich auf den richtigen Pfad."

Psalm 97:11

Viele Menschen gehen durch das Leben und begehen dabei teilweisen Selbstmord. Sie zerstören ihre Gesundheit, Jugend, Schönheit, Talente, Energien und kreativen Fähigkeiten. Es ist in der Tat oft schwieriger zu lernen, wie man zu sich selbst gut ist, als zu lernen, wie man gut zu anderen ist.

Paul C. Bragg

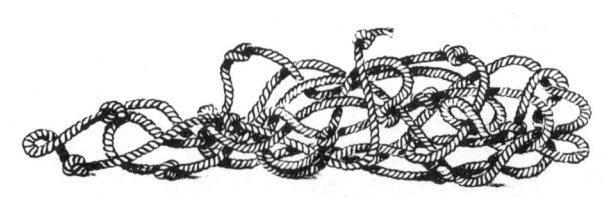

Das Leben ist fortwährendes Lernen, wie man Probleme löst, aber das Wichtigste dabei ist, zu wissen, wo man anfängt. Keine Entschuldigungen – beginnen Sie mit Ihrem Gesundheitsprogramm noch heute!

Nachtrag

Seit der ersten Veröffentlichung dieses Buches hat eine solche Nachfrage eingesetzt, daß der 23. Nachdruck der ersten Ausgabe schon in den Buchläden ist, während dies geschrieben wird. Wir haben das Gefühl, daß das Buch eine Rolle in der weitverbreiteten öffentlichen Erkenntnis der Umweltzerstörung und Ökologie gespielt hat.

Die Menschheit hat plötzlich festgestellt, daß sie nicht weiter den Planeten Erde zerstören und trotzdem überleben kann. Dieser Nachtrag bringt Ihnen wesentliche, neue Informationen über dieses wichtige Thema.

Eine neue Ära der persönlichen Ökologie

Die Bedrohung unserer Naturreserven haben sich personifiziert in der Bedrohung unserer Gesundheit und unseres Lebens. Die Technik hat die Biologie aus dem Felde geschlagen. Die fortschreitende Mechanisierung und Industriealisierung unserer Gesellschaft wurde zuerst als segensbringend begrüßt, da sie Komfort und arbeitssparende Geräte hervorbrachte. Inzwischen hat sie sich als „Trojanisches Pferd" entpuppt und bringt den Feind, der uns vernichtet, direkt in unsere Wohnungen.

Biochemiker sind von Laborergebnissen geschockt

Biochemiker sind von den Ergebnissen von Labortests beunruhigt, denn die Versuche enthüllten die zunehmenden Ablagerungen von anorganischen Schwermetallen in unseren Körpern. Die gefährlichen Auswirkungen der zunehmenden Luft- und Wasserverschmutzung werden in den folgenden Zahlen klar aufgezeigt:
– 90 % der Teste zeigten Vergiftungen durch Quecksilber;
– 80 % der Teste zeigten Vergiftungen durch Blei;
– 37 % der Teste zeigten Vergiftungen durch Arsen;
– 70 % der Teste zeigten Ansammlungen von Zink.

Vergiftet durch Nahrung und Wasser

Quecksilber . . . . . Blei . . . . Arsen . . . . Zink . . . . niemand von uns nimmt absichtlich diese anorganischen Mineralien und Gifte in unser System auf. Oder doch? Wie könnte dies sein?

Gesundheitsbewußte Menschen trinken Wasser und Frucht- und Gemüsesäfte und essen organische Kost. Die tragische Wahrheit ist jedoch, daß sogar diese Dinge verunreinigt sind, denn viel von unserer Luft und dem Wasser und dem Boden sind durch industrielle und landwirtschaftliche Schadstoffe verunreinigt. Wir sind radioaktiven Niederschlägen ausgesetzt.

Aber was ist mit dem täglichen Niederschlag von anorganischen Abfallstoffen aus den Fabrikschornsteinen,

Kraftwerken und Autos? Was ist mit den giftigen Schädlingsbekämpfungsmitteln, dem Kunstdünger und den Lebensmittelzusätzen? Regenwasser, zum Beispiel, wurde früher als rein betrachtet – aber jetzt nicht mehr. Es mag rein sein, wenn es die Wolken verläßt. Aber wenn es durch die mit Industrie- und Autoabgasen verunreinigte Luft hindurch kommt, enthält es alle möglichen Verunreinigungen – von Teer- und Kohlenstoff bis zu Strontium, Arsen, Selen, Beryllium, Kupfer, Blei, Quecksilber und Fluoride!

Es sollte eigentlich mit dem Warnzeichen „Gesundheitsschädlich!" versehen werden.

Wenn diese Gifte, speziell die tödlichen Fluoridgase, vom Erdboden absorbiert werden sind, so ist auch dieser giftig geworden. Anorganische Stoffe werden aus der Erde von den Pflanzen aufgenommen und durch den Prozeß der Photosynthese in einen organischen Status verwandelt, der dann als Nahrung für Tiere und Menschen dient. Diese Verwandlung vom anorganischen zum organischen multipliziert die Konzentration dieser giftigen Komponenten um 500 %. Hinzu kommt dann noch die Kombination von giftigen Schädlingsbekämpfungsmitteln und Kunstdünger. Getreide, Gemüse und Früchte tragen dann diese Gifte in sich, ebenfalls auch das Fleisch von Tieren, die verunreinigtes Gras und Futter fressen. Ist es somit ein Wunder, daß so viele Menschen krank sind?

Aminosäuren sind lebensnotwendig

Von der Keimzelle des Lebens bis zu den komplizierten lebenden Organismen sind Aminosäuren als lebenstragende Elemente heutzutage bekannt. Aminosäuren sind verantwortlich für die Herstellung von Proteinen, den Bausteinen des Körpers, ebenso auch für die Hormone und Enzyme, die nötig sind zum Denken, Erinnern, Atmen und zur Muskeltätigkeit.

Die biologische Wissenschaft hat etwa dreißig Arten von Aminosäuren isoliert. Die meisten davon werden innerhalb unseres Körpers hergestellt. Jedoch gibt es auch einige, die täglich über unsere Nahrung zugeführt werden müssen. Diese Aminosäuren sind absolut zum Leben erforderlich – das Leben kann ohne sie nicht „lebendig" sein.

Die Entdeckung der Aminosäuren war ein entscheidender wissenschaftlicher Durchbruch. Nun sind wir auf der Schwelle eines anderen – der Demaskierung der Mörder dieser Lebensbausteine (essentielle Aminosäuren). Zur Herstellung und zum Aufbau der wichtigsten Aminosäuren sind bestimmte chemische Stoffe im Körper erforderlich. Diese werden durch Substanzen zerstört, welche sich als anorganische „Schwermetalle" aus industriellen und landwirtschaftlichen Schadstoffen entpuppen.

Auch organische Spurenelemente sind für die Herstellung von Aminosäuren durch den Körper von wesentlicher Bedeutung. Durch naturgesetzliche Gegebenheiten werden solche Spurenelemente durch Obst, Gemüse und Getreide, indirekt auch durch Rohmilch (Rohmilchprodukte), und Frischfleisch geliefert. Jedoch werden wir heutzutage dieser wesentlichen Elemente beraubt. Es gibt keine organischen Spurenelemente mehr in der Fabriknahrung, da sie von diesen befreit worden ist. Solche Nahrungsmittel sind ihrer Lebenskraft beraubt, produziert auf verarmten Böden, die weiterhin verunreinigt werden durch Kunstdünger und Pestizide. Das Ergebnis sind zwar gut aussehende, aber keine Lebenskraft beinhaltende Supermarktprodukte und ein minderwertiger Viehbestand.

Schutzaktion in der persönlichen Ökologie

Aufgrund einer anorganischen „Schwermetall"-Vergiftung von Luft und Wasser und durch den Verlust der täglichen Menge an Spurenelementen, verursacht durch verarmte und vergiftete Böden, ist es nicht überraschend, daß kürzlich durchgeführte Teste ein gefährlich niedriges Vorhandensein von Aminosäuren im menschlichen Körper ergaben. Was können wir tun, um uns zu schützen? Die folgenden Maßnahmen können wir jetzt schon ergreifen:

1) Lernen Sie mehr über die Aminosäuren und diversen Enzyme, welche sie aktivieren. Beachten Sie die Gifte, die sie töten können.

2) Lassen Sie ihren Arzt zwei Teste bei Ihnen durchführen:

a) auf Quecksilber, Arsen, Blei, Fluor, Strontium und „Schwermetalle";

b) den verhältnismäßig neuen Test, der als der „30-Aminosäuren-Bestands-Test" bekannt wurde.

3) Ermutigen Sie Ihre Freunde und Verwandten, die Hilfe von Ärzten in Anspruch zu nehmen und sich untersuchen zu lassen, ehe diese Unterfunktionen sich zu Krankheiten ausweiten.

4) Versuchen Sie, organische Lebensmittel aus einem Gebiet zu erhalten, das einigermaßen frei von Luftverschmutzungen ist und wo der Boden natürlich gedüngt ist.

5) Befolgen Sie die Ratschläge dieses Buches hinsichtlich des Trinkwassers. Trinken Sie nur dampfdestilliertes Wasser.

Politische Aktionen für den Umweltschutz

Aufgrund der geweckten öffentlichen Meinung haben in den vergangenen Jahren politische Kräfte und deren Vertreter – von den örtlichen bis zu den nationalen – Lösungen unserer Umweltprobleme versprochen. Millionengelder wurden für „Studien" ausgegeben und dicke Bände wurden gedruckt, und viele Reden wurden gehalten. Aber die immer größer werdenden Probleme der Verschmutzung und der gefährlich gestörten Ökologie sind nach wie vor vorhanden. Die Luft in unseren Städten nähert sich fast Krisen-Bedingungen. Unsere

Trinkwasser-Quellen, unsere Flüsse, Seen und die Meeresküsten werden laufend weiter verunreinigt, weit über die Sicherheitsgrenzen hinaus. Wissenschaftler überall in der Welt stimmen darin überein, daß wir Gefahr laufen, uns selbst auszulöschen, wenn wir nicht aufhören, unsere wichtigen Lebenserhaltungssysteme zu mißbrauchen. Sie haben klare Warnungen ausgesprochen – mit einem „count down" – Zeitplan. Bis jetzt sind diese Warnungen bei den meisten Politikern auf taube Ohren gestoßen. Aber es gibt eine Stimme, die jeder Politiker beachtet – die gemeinsame Stimme von aufgeweckten Wählern, die Taten verlangen. Dies ist die einzige Stimme, die über das Klimpern von Wahlkampfspenden der großen Interessenvertretungen der Industrie, Landwirtschaft, Verarbeitung und Finanzen hörbar wird.

Um das gewünschte Resultat – politische Aktionen auf jeder Ebene – herbeizuführen, müssen die Stimmen der Wähler stark und vereint sein!

Was kann eine einzelne Person tun?

Gleich, ob sie bis 10 oder bis eine Million zählen, Sie müssen immer mit eins anfangen. Genauso muß bei einer politischen Aktion begonnen werden. Beginnen Sie bei sich selbst, Ihrer Familie, Ihren Freunden und Nachbarn! Mobilisieren Sie Ihren Verein, Ihre Kirche, andere Gruppen. Beziehen Sie die örtliche Zeitung mit ein, indem Sie Briefe an den Herausgeber schreiben. Telefonieren Sie mit Ihrer örtlichen Radio- und Fernsehstation und schreiben Sie an deren zuständige Leitungen. Wohnen Sie Bürgerversammlungen bei und tragen Sie Ihre Meinung vor.

Nachdem Sie Ihren Heimatort oder Ihre Gemeinde bearbeitet haben, weiten Sie Ihre Aktivität auf das Umland aus . . . auf das Land und auf die ganze Nation. Schreiben und telefonieren Sie an die Beamten des Landes und des Staates, an Ihre Abgeordneten. Geben Sie sich nicht mit Versprechen oder Beschönigungen zufrieden. Verlangen Sie Taten – seien Sie hartnäckig, solange, bis Sie es erreicht haben. Es hängt von jedem einzelnen von uns ab, den größtmöglichen politischen Druck auf unsere politischen Führungen auszuüben, damit unsere Umwelt gesäubert und die natürliche Ökologie wieder hergestellt wird. Das ist es, was wir tun müssen, wenn wir Hoffnung haben wollen, das 21. Jahrhundert zu erleben.

Klären wir einige Irrtümer auf

Über die grundlegenden Faktoren bezüglich der Umweltverschmutzung und Ökologie sind sich praktisch alle gesundheitsbewußten Menschen einig. Bei uns selbst jedoch scheint über andere Folgerungen noch einige Verwirrung zu herrschen. Zum Beispiel auf dem Gebiet der Ernährung waren so viele Kontroversen zwischen Anhängern der verschiedenen Ernährungsmethoden, wobei jeder behauptete, die einzig richtige Lehre zu vertreten. Deshalb fühlte ich mich veranlaßt, die Dinge zu klären. Als der älteste Biochemiker und Ernährungsspezialist mit persönlicher Erfahrung in den zahlreichen unterschiedlichsten Ernährungs-Theorien habe ich meine Kenntnisse allen interessierten Menschen in meinem kürzlich erschienenen Buch „Healthful Eating Without Confusion" (Gesund essen ohne Irrtümer) bekanntgegeben.

Wenden Sie sich an die „Gesellschaft für natürliche Lebenskunde e. V." in 27723 Worpswede, Postfach 12 12, die Ihnen weitere Gesundheitsliteratur vermitteln kann, Seminare über gesunde Lebensweise abhält und Mitglieder laufend berät.

Was ist „Reines Wasser"?

Nachdem Sie dieses Buch gelesen haben, sind Sie sich des Pro und Kontra bewußt geworden bezüglich „Destilliertem Wasser" im Gegensatz zu Mineral- oder Grundwasser. Unglücklicherweise jedoch haben Schriftsteller und Vortragsredner eine Verwirrung hinsichtlich des destillierten Wassers verursacht. Einige haben es „weiches Wasser" genannt – (also ein Wasser, das durch einen Wasserweichmacher bearbeitet wurde). Das ist nicht richtig.

Weiches Wasser hat einen hohen Gehalt an Natrium, Kalzium und anderen anorganischen Mineralien. Aufgrund dieser falschen Information haben sogar einige Gesundheitszeitschriften irreführende Vergleiche durchgeführt und dabei versucht, einen Fall gegen destilliertes Wasser zu konstruieren. So zum Beispiel wurden Gruppenvergleiche gebracht, wobei Menschen aufgeführt wurden, die nur geringe Herz-Kreislaufprobleme hatten und die in entlegenen Gegenden mit harten Grundwasservorräten wohnten. Dabei wurde nicht die klare Tatsache in Betracht gezogen, daß diese Menschen mehr natürliche „lebendige" Kost gegessen haben und in einer entspannten ländlichen Umgebung lebten. Nur allein auf der Basis von Wasser wurde diese ländliche Gruppe mit Menschen verglichen, die in überfüllten Großstadtbezirken wohnen. Dort, wo ein starker Wettbewerb herrscht und wo nur chemisch behandeltes Leitungswasser verfügbar ist und wo dieses Wasser noch durch häusliche Weichmachergeräte gegangen war (irrtümlicherweise wurde dieses Wasser dann als „destilliertes" Wasser bezeichnet). Diese Menschen zeigten einen größeren Prozentsatz an Bluthochdruck- und anderen Herz-Kreislaufproblemen. Keine Hinweise wurden auf die augenscheinliche Tatsache gegeben, daß diese Stadtbewohner einem größeren Streß unterlagen, und daß sie eine Kost zu sich nehmen mußten, die ohne Vitalstoffe war, Fabriknahrungsmittel aus den Regalen der Supermärkte – alles wichtige Faktoren, die Herz-Kreislauf-Krankheiten verursachen.

Offensichtlich haben derartige selbsternannte „Forscher", die solche Fehler machen, ihre grundlegenden Hausaufgaben versäumt! Vielleicht sind sich die Leser dieser Tatsachen nicht bewußt und so kann eine unnötige Verwirrung entstehen. Deshalb lassen Sie sich sowohl bezüglich des Wassers als auch der Eßgewohnheiten nicht durch sogenannte „Experten" zum Narren halten.

Was ist destilliertes Wasser?

In diesem Buch habe ich betont, daß destilliertes Wasser das einzig reine Wasser ist – das einzige Wasser, das Sie Ihrem Körper zuführen sollten. Wie schon vorher ausgeführt, ist „weiches Wasser" **kein** destilliertes Wasser. Auch „gefiltertes Wasser" oder „ionisiertes Wasser" all das ist **kein** destilliertes Wasser. Es gibt nur eine Methode, mit der man 100 % destilliertes Wasser herstellen kann und das ist die Dampfdestillation. In der Dampfdestillation verdampft nur reines Wasser – H_2O –, alle anorganischen Mineralien und andere Verunreinigungen bleiben zurück. Ich habe die Geräte und Ausrüstungen für die Herstellung von destilliertem Wasser, die auf dem Markt sind, untersucht und halte mich immer auf dem Laufenden bei neuen Geräten. Kostenlose Informationen über Heim-Destillier-Geräte erhalten Sie durch den Fit fürs Leben-Informationsdienst, Postfach 12 61, 27718 Ritterhude.

Kommentare

Nach meiner Meinung ist die schockierende Wahrheit über Wasser ein Markstein in der sogenannten „Gesundheitsliteratur" und darüber hinaus auf dem Gebiet der allgemeinen inneren Medizin. Nach einem schweren Herzinfarkt vor 13 Jahren habe ich eine strenge Diät durchgeführt und zwar mit dampfdestilliertem Wasser, Gesundheitskost, Vitamin-Therapie und körperlichen Übungen. Das Ergebnis hat alle meine Erwartungen übertroffen. Ich fühle mich mit 67 Jahren besser als mit 47 Jahren. Meine Arterien sind geschmeidiger geworden, meine Gelenke beweglicher, mein Sehen klarer, meine Nerven ruhiger und mein Kopf klarer. Meine eigenen Erfahrungen bestätigen Ihre Erkenntnisse. Ich bin überzeugt, daß destilliertes Wasser der wichtigste Faktor bei meinem Verjüngungsprogramm war.

Ben H. Martin, Lakewood, Calif.

Besten Dank für Ihre positive Besprechung meiner Bücher in einer kürzlichen Ausgabe Ihrer Gesundheitszeitung. Lassen Sie mich meinen Glückwunsch für Ihr Buch wiederholen. Ich empfehle dieses Buch als eine unbedingte Notwendigkeit allen meinen Patienten. In Verbindung mit dem Thema möchte ich betonen, daß ein wichtiger Punkt bei der erstaunlichen Lebendigkeit der Bewohner vom Hunza-Land das destillierte Wasser ist. Diese Leute essen die meisten ihrer Früchte und

Gemüse in rohem Zustand. Dabei ist alles auf organischem Boden gewachsen. Früchte und Gemüse enthalten natürlich 90 % destilliertes Wasser – von der Natur auf ihre Weise destilliert – wie Sie so schön sagen.

Abgesehen davon trinken sie Gletscherwasser, das somit einen sehr geringen Gehalt an anorganischen Mineralien hat. Wein ist ein Hauptgetränk, das wiederum destilliertes Wasser ist. So ist insgesamt in dem abgeschiedenen Land der Hunza der Verbrauch an destilliertem Wasser um 90 % größer als in unserer westlichen Zivilisation.

Dr. Allen E. Banik, Kearney Nebraska

Ich habe Ihr Buch gelesen und finde es schockierend. Vielen Dank für die Aufklärung. Dies sollte in jeder medizinischen Schule und in allen mit der Gesundheit verbundenen Gebieten als Wissen bekannt gemacht werden.

Dr. Chris R. Linville, New Brunswick N. Y.

In den letzten Jahren habe ich Forschungen bezüglich der Verhärtung der Arterien und der damit verbundenen Probleme des Alterns durchgeführt. Ihr Buch ist das beste und vernünftigste, das ich auf diesem Gebiet gelesen habe.

Betty Watts, Pasadena, Calif.

Nachdem ich Ihr Buch gelesen hatte, habe ich nun seit 5 Monaten nur noch dampfdestilliertes Wasser verwendet. Ich hatte Schmerzen in meinen Knöcheln und Kalkablagerungen in meiner linken Schulter. Dies alles hat mich verlassen, auch ist meine Verdauung viel besser geworden.

C. A. Mc Featers, Haineville, Penn.

Fragen und Antworten

(F. = Frage / A. = Antwort)

F.: Kann dampfdestilliertes Wasser meiner **Gesichtshaut** gut tun?

A.: Dampfdestilliertes Wasser wird Ihnen dazu verhelfen, eine glatte, feste, strahlende Gesichtshaut durch zwei verschiedene Anwendungen geben – durch das Trinken für die innere Reinigung und durch äußerliche Reinigung durch Anwendung bei der Hautreinigung. Hartes Wasser versiegelt die Poren und neigt dazu, sie zu verstopfen. Für eine gründliche gesunde Reinigung der Haut sollten Sie dampfdestilliertes Wasser und eine echte Seife (aus Ihrem Naturkostladen) verwenden. Dampfdestilliertes Wasser ist auch ausgezeichnet für die Haarwäsche.

F.: Ich habe **Übergewichtsprobleme**. Wird das Trinken von dampfdestilliertem Wasser mir helfen, mein Gewicht zu reduzieren?

A.: Als erstes müssen Sie Kochsalz bei Ihrer Ernährung völlig vermeiden. Ein Hauptgrund für Übergewicht ist die Zurückhaltung von Flüssigkeit in den Geweben. Dabei ist die Grundursache bei mit Wasser vollgesogenen Geweben die Tatsache, daß Salz vom menschlichen Körper nicht verarbeitet werden kann und durch Wasser in Lösung gehalten werden muß. Hartes Wasser verschlimmert diesen Zustand noch weiter dadurch, daß unverarbeitete anorganische

Mineralien das Ausscheidungssystem des Körpers behindern. Reines, dampfdestilliertes Wasser wird Ihrem Körper helfen, in jeder Weise besser zu funktionieren, einschließlich der Ausscheidung der angesammelten schädlichen anorganischen Substanzen. Dampfdestilliertes Wasser ist besonders verträglich für die Leber und die Nieren. Beide Organe werden am meisten durch Kochsalz und hartes Wasser strapaziert.

F.: Ist destilliertes Wasser für **Babys** empfehlenswert?

A.: Es ist nicht nur empfehlenswert – es wird sogar von Ärzten verschrieben. Dampfdestilliertes Wasser sollte nicht nur innerlich angewendet werden, sondern auch äußerlich. So z. B. kann ein Ausschlag und andere Hautprobleme entstehen, verursacht durch Rückstände aus hartem Wasser in den Windeln und sogar bei frischgewaschener Kleidung.

F.: Wie ist Ihre Meinung bezüglich Honig und Essig – Behandlung von **Arthritis** nach Dr. Jarvis?

A.: Das ist eine ausgezeichnete Behandlungsmethode, – nur, er sollte noch dampfdestilliertes Wasser vorgeschrieben haben. ¼ Tasse Apfelessig auf ca. 4 Liter dampfdestilliertes Wasser, mit Honig gesüßt, ergibt ein Getränk, das „Götter fit macht". Es wird Ihnen helfen, sich wie ein Gott zu fühlen. Aber denken Sie daran, es hat Jahre gedauert, Ihre Arthritis zu entwickeln. Erwarten Sie kein Wunder über Nacht! Haben Sie Geduld wie Mutter Natur und arbeiten Sie mit ihr.

F.: Können **Haustiere und Wild** den Unterschied im Wasser erkennen?

A.: Ja! Stellen Sie 9 verschiedene Wassersorten zum Beispiel vor eine Ziege und sie wird das destillierte Wasser wählen! Füllen Sie destilliertes Wasser in Ihr Vogelbad und die gleichen Vögel werden jedes Jahr zu Ihnen zurückkommen. Manches Rennpferd hat verloren, weil die Trainer ihre Vollblüter nicht mit destilliertem Wasser versorgt hatten.

F.: Hat **hartes Wasser** bei jedem Menschen die gleiche Wirkung?

A.: Nein. Obwohl sich alle menschlichen Systeme im Grunde gleichen, so gibt es doch keine zwei völlig identischen Menschen. Mineralablagerungen aus hartem Wasser neigen dazu, sich die schwächsten Punkte auszusuchen, und erzeugen dabei die unterschiedlichsten Symptome – sei es im Darminnern Verstopfung, bei den Nieren Steine, bei den Arterien Arteriosklerose, bei den Gelenken Arthritis usw.
Natürlich wird das ganze System betroffen und geschwächt, wenn die Funktionen eines Körperteils geschädigt sind. Die verschiedenen Symptome sind ein Beweis für den tiefergehenden Schaden. Ihr bester Schutz gegen alle diese „Alters"-Symptome ist das Trinken von dampfdestilliertem Wasser.

F.: Trinken **Sportler** destilliertes Wasser?

A.: Die Klugen tun es. Der berühmte Connie Mack, Manager des „Yankee" Fußballklubs in New York für mehr als 30 Jahre, hat seinen Spielern nicht erlaubt, auch nur bei irgendeiner Gelegenheit hartes Wasser zu trinken. Er hatte wundervolle, gesunde Mannschaften. Connie Mack befolgte auch selbst, was er predigte und erhielt seine vollkommene Gesundheit bis in sein Alter von 90 Jahren.

F.: Wir haben kürzlich eine **Haushalts-Wasserweichmacheranlage** installiert. In welcher Weise beeinflußt dieses das Wasser für Trinkzwecke?

A.: Trinken Sie das Wasser nicht!
Wasserweichmacher entfernen nicht die anorganischen Mineralstoffe, sondern halten sie in der Schwebe, in einem ionisierten Zustand. Das gibt mehr Seifenschaum, aber es hinterläßt die gleichen Mineralablagerungen sowohl in dem Rohrsystem des Haushalts als auch im menschlichen Adersystem!

Wasser – Rückschau und die Situation heute

Dampfdestilliertes Wasser ist das beste und reinste Wasser, das auf der Welt vorhanden ist. Es eignet sich ausgezeichnet für die Entgiftung, für Fastenprogramme *(siehe auch mein Buch „Wunder des Fastens")* und für die Reinigung der Zellen, Organe und Körperflüssigkeiten, da es hilft, viele schädliche Substanzen auszuschwemmen.

Das Wasser von chemisch behandelten öffentlichen Wassersystemen und sogar von vielen Brunnen und Quellen ist wahrscheinlich oft mit chemischen Stoffen und Spurenelementen versetzt.

Je nach der Art der Wasserleitung, durch die das Wasser fließt, ist das Wasser in unseren Häusern, Büros, Schulen, Krankenhäusern usw. überladen mit Zink (von altmodischen galvanisierten Leitungen) oder mit Kupfer und Cadmium (von Kupferleitungen). Diese Spurenelemente werden in großen Mengen durch die chemische Reaktion des Wassers auf die Metalle der Leitungen freigesetzt.

Reines Wasser – wichtig für die Gesundheit

Ja, reines Wasser ist außerordentlich wichtig für die Gesundheit. Entweder das Wasser von natürlichen Säften aus Gemüsen, Obst und anderen Lebensmitteln oder das Wasser von höchster Reinheit, das durch Dampfdestillation gewonnen wird .

Ihr Körper arbeitet ununterbrochen für Sie . . . . indem er alte Knochen und Gewebezellen abbaut und sie durch neue ersetzt. Wenn der Körper sich von den alten Mineralstoffen und anderen Produkten der abgebauten Zellen befreit, dann muß er neue Lieferungen dieser wesentlichen Elemente für die neuen Zellen erhalten. Mehr noch, Wissenschaftler fangen erst jetzt an zu verstehen, daß verschiedene Arten von Zahnproblemen, verschiedene Arthritis-Arten und auch einige Arten der Arterienverhärtung mit unterschiedlichen Störungen des Kalzium-, Phosphor- und Magnesium-Bestandes im Körper zusammenhängen. Krankheiten können auch durch Ungleichgewichte in dem Verhältnis der verschiedenen Mineralien zueinander verursacht werden.

Jeder einzelne gesunde Körper braucht in sich selbst ein richtiges Gleichgewicht aller Elemente aus der Nahrung. Es ist genau so schlecht für einen Menschen, zu viel von dem einen oder zu wenig von dem anderen zu haben. Es wird ein angemessener Anteil von Phosphor und Magnesium benötigt, um das Kalzium in Lösung zu halten, so daß es in neuen Knochen- und Zahnzellen verwendet werden kann. Nur darf nicht zuviel von jenem noch zu wenig Kalzium in der Kost vorhanden sein, denn sonst würden die alten Knochen abgetragen, aber neue Knochen könnten nicht gebildet werden. Zusätzlich wissen wir inzwischen, daß Diäten, die unausgewogen und unangemessen für einen Menschen sind, den Körper von Kalzium, Magnesium und Kalium und anderen Haupt- und Nebenstoffen berauben können.

Ernährungsweisen, die einen hohen Fleisch-, Fisch-, Eier-, Korn-, Nuß- oder Samenkörneranteil enthalten, können eine unausgewogene, zu hohe Versorgung des Körpers mit Phosphor bedeuten. Dies bewirkt ein Lösen von Kalzium und Magnesium aus den Knochen und Geweben des Körpers und das Ausscheiden durch den Urin. Eine Ernährung mit einem hohen Fettanteil neigt dazu, die Aufnahme von Phosphor durch den Darm im Vergleich zur Aufnahme von Kalzium oder anderen Grundmineralien zu erhöhen. Solch eine stark fetthaltige Ernährung kann genau wie die stark phosphorhaltige Ernährung Verluste an Kalzium, Magnesium und anderen Grundmineralien verursachen.

Ebenso kann eine Ernährung, die zu viel Obst- und Obstsäfte beinhaltet, zu einem Überangebot an Kalzium im Körper führen, so daß wiederum Kalzium und Magnesium durch den Urin vom Körper ausgeschieden werden. Kalzium- und Magnesiumdefizite dagegen können zum Beispiel alle Arten von Problemen im Körper verursachen wie Zahnverfall, Osteoporose (Knochenentkalkung, Knochenerweichung). Muskelkrämpfe, Hyperakivität, Muskelzittern, Schlafstörungen und eine empfindliche Reizblase, was häufiges Wasserlassen zur Folge hat. Ebenso können Mängel an anderen Mineralstoffen oder Ungleichgewichte zwischen diesen Mineralien auch viele andere Probleme im Körper hervorrufen. Deshalb ist es wichtig, den Körper zu reinigen und zu entgiften, indem man fastet und dampfdestilliertes Wasser oder zumindest mineralarmes reines Wasser trinkt oder noch besser gesunde, organisch gewachsene Gemüse- und Fruchtsäfte. Gleichzeitig ist es auch wichtig, den Körper mit neuen Mineralien zu versorgen.

Dies kann durch eine weitgefächerte Ernährung geschehen, die für Erwachsene aus gesundem Gemüse, das auch Seetang und andere Seepflanzen enthält, und aus der gesunden Muttermilch für Kinder besteht. Kinder und Erwachsene, die nicht allergisch gegen Milchprodukte sind, können auch einwandfreie Ziegen- oder Kuhmilch trinken. Wir empfehlen allerdings nicht, pasteurisierte und homogenisierte Milch zu trinken. Hocherhitzte Milch (H-Milch) ist völlig wertlos. Jedoch haben viele Erwachsene und Kinder trotz dieser Ernährungsmöglichkeiten in unseren sogenannten zivilisierten Kulturen einen zu niedrigen Mineralstoffspiegel in ihren Körpern. Dies wird hervorgerufen durch den Genuß von Kaffee, Tee, kohlensäurehaltigen Getränken, ferner durch langzeitige schlechte Ernährung, die zuviel Zucker und andere Süßigkeiten enthält. Weiterhin sind die Erzeugnisse aus weißem, raffiniertem Mehl schuld, genau wie solche mit zuviel Kochsalz. Weiterhin kann das organische System des Körpers durch eine Reihe von weiteren Faktoren aus dem Gleichgewicht geworfen werden. Solche Dinge sind fortwährender Streß, Gifte aus der Luft und aus dem Wasser, durch Krankheiten, welche durch Verletzungen verursacht werden und durch vorgeburtliche Fehler der Mutter in der Ernährung oder im Lebensstil (auch des Vaters!).

Trinken Sie nur reines Wasser

- Es gibt mehr als 12 000 Chemikalien heutzutage auf dem Markt. 500 kommen jährlich hinzu. Gleich, wo Sie leben, in der Stadt oder auf dem Lande, einige dieser Chemikalien können in Ihr Trinkwasser gelangen.

- Niemand auf dieser Erde weiß heute, welche Wirkungen diese Chemikalien haben können, da sie Tausende von verschiedenen Kombinationen eingehen. Es ist, als ob man eine Farbenmixtur bereiten würde. Ein Tropfen kann die gesamte Farbe verändern.

- Es gibt noch kein Verfahren, um einige dieser Chemikalien zu entdecken und es wird noch Jahre dauern, bis solche gefunden werden.

- Der Körper besteht zu etwa 70 % aus Wasser. Sollten Sie daher nicht besonders wählerisch bei dem Wasser sein, das Sie trinken?

- Das Personal der amerikanischen Marine trinkt dampfdestilliertes Wasser schon seit mehreren Generationen.

- Dampfdestilliertes Wasser ist frei von Chemikalien und Mineralien. Durch die Destillation werden, soweit überhaupt möglich, alle Chemikalien und Unreinheiten aus dem Wasser entfernt. Wenn die

Destillation sie nicht entfernen kann, so gibt es heutzutage keine andere Methode, die es schaffen kann.

– Der Körper braucht Mineralien, aber es ist nicht notwendig, daß diese aus dem Wasser kommen müssen. Es gibt nicht ein einziges Mineral, das nicht reichhaltiger in der Nahrung gefunden wird als im Wasser. Außerdem wäre Wasser ein sehr unbeständiger Lieferant von Mineralstoffen, denn Wasser ist von einer Gegend zur anderen verschieden. Der zuverlässigste Lieferant der Mineralien ist unsere Nahrung, nicht das Wasser.

– Dampfdestilliertes Wasser wird für intravenöse Ernährung, Inhalationstherapien, für Rezepte und für Verschreibungen für Babys verwendet. Sagt es da einem nicht der gesunde Menschenverstand, daß destilliertes Wasser für jeden gut ist?

– Tausende von Destilliergeräten wurden in den Vereinigten Staaten und in vielen anderen Ländern an Einzelpersonen, Familien, Zahnärzte, Ärzte, Krankenhäuser, Schwesternheime und Regierungsstellen verkauft. Diese informierten und intelligente Verbraucher schützen ihre Gesundheit, da sie reines destilliertes Wasser verwenden.

– Bei dem Gedanken an all die Chemikalien, Schmutzstoffe und Unreinheiten in unserem Wasser ist es logisch, daß man das Trinkwasser reinigen sollte – so wie es die Methode der Natur ist – durch Destillation.

Ganzheitliche Gesundheit
für den ganzen Menschen

Im weitesten Sinn ist „Ganzheitliche Gesundheit für den ganzen Menschen" eine Kombination aus körperlichen, geistigen, gefühlsmäßigen, sozialen und seelischen Bestandteilen. Die Fähigkeit des Einzelnen, wirkungsvoll in seiner Umgebung tätig zu sein, hängt davon ab, wie reibungslos diese Dinge sich zu einem Ganzen zusammensetzen. Von all den Qualitäten, die eine vollständige Persönlichkeit ausmachen, ist ein gut entwickelter, in jeder Weise gesunder Körper am wünschenswertesten.

Ein Mensch kann dann als völlig körperlich fit bezeichnet werden, wenn er als Persönlichkeit mit Tüchtigkeit und ohne irgendwelche Schmerzen oder Beschwerden funktioniert. Das bedeutet, einen Körper zu haben, der schmerzfrei ist, unermüdlich und jugendfrisch. Er sollte ausreichende Muskelkraft und Ausdauer haben, um immer eine richtige Haltung einnehmen zu können. Weiterhin sollte er folgende Kriterien erfüllen:

– erfolgreich seinen durch die Umwelt auferlegten Pflichten nachkommen zu können;

– Notfälle meistern zu können;

– genügend Energie aufweisen, um sich nach der Arbeit des Tages zu entspannen und sozialen Verpflichtungen nachkommen zu können;

– den Erfordernissen seiner Umgebung durch einwandfreies Funktionieren seiner Wahrnehmungsorgane gerecht zu werden;

- die Fähigkeit besitzen, sich schnell und ohne Hilfe von Stimulantien von Ermüdung, Spannung, Streß und Belastung zu regenerieren;

- sich eines guten, natürlichen Schlafes in der Nacht zu erfreuen und sich dann morgens frisch und munter, fit zu fühlen für die bevorstehenden Arbeiten.

Den Körper völlig fit und leistungsfähig zu erhalten, ist keine Aufgabe für eine uninformierte oder nachlässige Person. Man muß Verständnis für den Körper haben, gesunde Gewohnheiten, richtige Kost und ein diszipliniertes Leben beachten. Die Ergebnisse solch einer Lebensführung sind Wohlbefinden, strahlende Gesundheit, Jugendfrische, Zufriedenheit, Freude am Leben und hohe Leistungsfähigkeit.

Paul C. Bragg und Patricia Bragg

Zehn Gebote für die Gesundheit

- Du sollst Deinen Körper als das Höchste Deines Lebens respektieren;
- Du sollst Dich von allen unnatürlichen, keine Vitalstoffe mehr enthaltenden Nahrungsmittel und stimulierenden Getränken fernhalten;
- Du sollst Deinen Körper nur mit natürlichen, nicht behandelten, lebendigen Lebensmitteln versorgen;
- Du sollst Dein Leben in Gesundheit verlängern, um liebevolle Hilfe und Dienste geben zu können;
- Du sollst Deinen Körper durch das richtige Gleichgewicht von Aktivität und Ruhe regenerieren;
- Du sollst Deine Zellen, Dein Gewebe und Dein Blut durch reine frische Luft und Sonnenschein reinigen;
- Du sollst Dich aller Nahrung enthalten, wenn Du geistig oder körperlich nicht in Ordnung bist;
- Du sollst Deine Gedanken, Worte und Gefühle rein, ruhig und positiv gestalten;
- Du sollst Deine Kenntnisse über die Naturgesetze vergrößern, mit ihnen leben und die Früchte Deiner Lebensarbeit genießen.
- Du sollst Dich selbst und Deine menschlichen Brüder aufwärts führen, indem Du **alle** Naturgesetze beachtest.

Dein Geburtsrecht ist die Gesundheit – pflege sie!

Nehmen Sie sich Zeit für 12 Dinge

1) Nehmen Sie sich Zeit zur Arbeit –
   sie ist der Preis für den Erfolg;

2) Nehmen Sie sich Zeit zum Denken –
   das ist die Quelle der Kraft;

3) Nehmen Sie sich Zeit zum Spielen –
   das ist das Geheimnis der Jugend;

4) Nehmen Sie sich Zeit zu lesen –
   das ist der Grundstein für Wissen;

5) Nehmen Sie sich Zeit zum Gottesdienst –
   das ist die Straße zur Ehrfurcht, die Ihnen den Staub der Erde von den Augen wäscht.

6) Nehmen Sie sich Zeit, Freunden zu helfen, sich ihrer zu erfreuen –
   das ist die Quelle des Glücks;

7) Nehmen Sie sich Zeit für die Liebe –
   sie ist ein Sakrament des Lebens;

8) Nehmen Sie sich Zeit zu träumen –
   das bringt die Seele zu den Sternen;

9) Nehmen Sie sich Zeit zu lachen –
   das ist der Gesang, der hilft, mit den Lasten des Lebens fertig zu werden;

10) Nehmen Sie sich Zeit für Schönheit –
    sie ist überall in der Natur;

11) Nehmen Sie sich Zeit für die Gesundheit –
    sie ist der wahre Wohlstand und Reichtum des Lebens;

12) Nehmen Sie sich Zeit zum Planen –
    das ist das Geheimnis, um in der Lage zu sein, Zeit zu haben, damit man sich Zeit für die vorgenannten elf Dinge nehmen kann.

Der Arzt der Zukunft wird keine Medizin mehr verschreiben, er wird seine Patienten von der Pflege des menschlichen Körpers, von der richtigen Ernährung überzeugen und Ursachen von Krankheiten und Vorbeugungsmöglichkeiten aufzeigen.

Thomas A. Edison

Nachdenkliches

Die größte Sünde – Angst

Der beste Tag – Heute

Die beste Stadt – wo Sie Erfolg haben

Die beste Arbeit – was Sie gern tun

Das beste Spiel – Arbeit

Der größte Fehltritt – Egoismus

Der größte Fehler – Aufgeben

Die teuerste Unduldsamkeit – Haß

Der größte Störenfried – Einer, der zuviel redet

Der lächerlichste Charakterzug – Falscher Stolz

Der gefährlichste Mensch – der Lügner

Das größte Bedürfnis – gesunder Menschenverstand

Der größte Gedanke – Gott

Der größte Wohlstand – Gesundheit

Das größte Geschenk, das man geben oder erhalten kann – Liebe

Der größte Wettkampf, den es zu gewinnen gilt – Ein langes und vitales Leben

Des Menschen bester Kamerad und Freund – gute Bücher

Ihre Feinde – Neid, Gier, Sichgehenlassen, Selbstmitleid

Des Lebens größtes Abenteuer – Wachstum im physischen, geistigen und spirituellen Bereich

Am meisten abstoßend – ein Angeber

Am Widerwärtigsten – ein brutaler Mensch

Die größte Anmaßung – Arroganz

Der größte Stein des Anstoßes der Menschheit – Unwissenheit

Das größte Sieb – ehe Sie etwas sagen, fragen Sie sich selbst: Ist es liebevoll? Ist es wahr? Ist es notwendig?

Der klügste Mensch – Einer, der immer das tut, von dem er glaubt, daß es richtig ist.

Seien Sie ein kluger Mensch!

Eine Botschaft von den Autoren

Dieses Buch wurde für Sie geschrieben. Es kann Ihr Fahrschein zu einem guten Leben sein. Wir berufsmäßig tätigen Ernährungsspezialisten reichen die Hände zu einem gemeinsamen Zweck – einen hohen Gesundheitsstandard für alle zu erreichen und Ihrem Leben Jahre hinzuzufügen. Wir zeigen den Weg – den Weg der Natur – die einzig wirkliche Möglichkeit, einen Körper aufzubauen, der frei von degenerierenden Krankheiten und vorzeitigem Altern ist. Dieses Buch lehrt Sie, wie man mit der Natur zusammen arbeitet und nicht gegen sie.

Viele von Ihnen loben die Verbreitung dieser Botschaft einer natürlichen Ernährung und der Methoden, die zu einer lang andauernden Gesundheit und Jugendfrische in jedem Alter führen. Um die Verbreitung dieser außergewöhnlich wichtigen Information zu beschleunigen, wurde dieses Buch geschrieben.
Die in diesem Buch wiedergegebenen Ausführungen sind Zitate von wissenschaftlichen Erkenntnissen, bekanntgewordenen Tatsachen der Physiologie, biologischer Behandlungen und Bezugnahmen auf alte Schriften, wie wir sie gefunden haben. Paul C. Bragg hat die Methoden der natürlichen Lebensweise seit über 65 Jahren praktiziert.

Dabei hat er segensreiche Ergebnisse erzielt, und er ist sich bewußt, daß sie sicher und von großem Wert für andere sind.
Seine Tochter Patricia Bragg arbeitet mit ihm auf dem Feldzug für die Gesundheit zusammen. Sie geben jedoch

keine Gewähr für die in diesem Buch geschilderten Methoden, und sie übernehmen keine Verpflichtungen bezüglich der geäußerten Ansichten.

In diesem Buch werden keine Kuren gegen Krankheiten angeboten. Auch werden keine Lebensmittel oder Diäten für die Behandlung oder Heilung für bestimmte Krankheiten angeboten. Noch ist es gedacht, als Literatur für irgendein Nahrungsmittelprodukt zu dienen oder Verwendung finden zu sollen. Paul C. Bragg und Patricia Bragg sind nur als öffentliche Gesundheitsberater, Ernährungsfachleute und Lehrer tätig.
Gewisse Menschen, die als Experten betrachtet werden, können vielleicht mit den einen oder anderen Darlegungen dieses Buches nicht übereinstimmen, genau so wie bezüglich der verschiedenen Empfehlungen für die Ernährung. Nichtsdestoweniger werden diese Ausführungen jedoch von Paul C. Bragg und seiner Tochter Patricia als Tatsachen betrachtet, die sich auf langjährige Erfahrungen auf dem Gebiet der menschlichen Gesundheit gründen.

Unser Verlagsprogramm

Anderson »Ihre Gesundheit liegt in Ihrer Hand«

Banik »Trinkwasser und Ihre Gesundheit«

Baumgardt »Gesunde Kinder« – »Ohne Fleisch gesund leben« – »Ursache und Heilung von Allergien« – »Wo finde ich was?«

Becker »100 Jahre alt werden?«

Besson »Dynamisch leben durch Säure-Basen-Gleichgewicht«

Bragg »Apfelessig – das Gesundheits-Elixier« – »Füße die Dich tragen« – »Gesundes Herz« – »Gesund essen ohne Irrtümer« – »Gesunder Körper – Gesunde Augen« – »Schöne gesunde Haare« – »Wasser – Das größte Gesundheitsgeheimnis« – »Wunder des Fastens«

Bruno »Priester, Tierschützer und Vegetarier«

Cinque »Neue Lebensgewohnheiten«

Coudenhove-Kalergi »Ein Neues Leben«

Cournoyer »Impfen JA oder NEIN«

Culbert »CFS – Chronisches Müdigkeitssyndrom«

Davis »Die Kraft der Berührung«

Diamond »Fit für´s Leben I« – »Fit für´s Leben II« – »Neue Eßkultur« – »Unser Herz – Unsere Erde«

Ducs »Lebensmittel richtig kombinieren«

Ehret »Die schleimfreie Heilkost« – »Vom kranken zum gesunden Menschen durch Fasten«

Eppich »Alles schwingt – Bioenergie-Training«

Flanagan »Elixier der Jugendlichkeit«

Flatto »Aktiv l(i)eben in jedem Alter – Gesund durch Bewegungstraining«

Fry u. a. »Dynamische Gesundheit« – »Nie wieder Herpes« – »Reines Wasser für die Gesundheit«

Gerg »Top Fit mit SonnenKost«

Hauck »Ärgere Dich nicht«

Heybrock-Seiff »Richtlinien westlicher Atemtherapie«

Hovannessian »Rohkost«

Immermann »Vertrauen Sie ihren Selbstheilungskräften«

Kime »Sonnenlicht und Gesundheit«

Langer »Gesund werden – gesund bleiben mit SonnenKost«

Lehmann »Naturkleidung – Wolle, Seide, Baumwolle«

Michael »Haargeheimnisse«

Moeller »Gesundheit ist eßbar«

Munson »Auch Sie können Glück im Leben haben«

Ogden »Natürliche Haltung von Hunden und Katzen«

Omaljev-Bongartz »Schwangerschaft mit SonnenKost«

Owen »Das Krebstagebuch der Ärztin Anne Rush« – »Roys Heilung von AIDS«

Peterson »Fit fürs Leben durch kreatives Denken«

Waldthausen Verlag · 27718 Ritterhude

Unser Verlagsprogramm

Pollmächer »Gesund werden – Ratgeber für biologische Heilweisen«

Sauer »Fußreflexzonentherapie mit Liebe und Licht«

Shelton »Fasten kann Ihr Leben retten« – »Richtige Ernährung mit natürlicher Nahrung« – »Syphilis – Irrtum der Medizin?«

Spiller »Dein Darm – Wurzel der Lebenskraft«

Stukenbrock »Strom-Monopol heizt unsere Atmosphäre auf«

Tilden »Mit Toxämie fangen alle Krankheiten an«

Walker »Darmgesundheit ohne Verstopfung« – »Frische Frucht- und Gemüsesäfte« – »Jünger werden« – »Natürliche Gewichtskontrolle« – »Strahlende Gesundheit« – »Täglich frische Salate erhalten Ihre Gesundheit« – »Wasser kann Ihre Gesundheit zerstören«

Wandmaker »Dick & krank« – »Willst Du gesund sein? Vergiß den Kochtopf!«

Yiamouyiannis »Früher alt durch Fluoride« – »Gesundheit aktiv«

Studienbriefe für GesundheitsPraktiker

Zeitschrift

»Fit fürs Leben« – Die Zeitschrift für Ihre Gesundheit (6xjährlich, A4-Format, z. T. 4farbig, 48 Seiten)

Lebenskunde-Schriftenreihe:

Schrift 1: Milch – Quelle der Gesundheit oder Krankheit? • *Schrift 2*: Lebenskraft durch Fleisch? Ein Märchen! • *Schrift 3*: Fleisch – Ursache von Zivilisationskrankheiten • *Schrift 4*: Gesund bleiben – gesund werden, durch natürliche Ernährung • *Schrift 5*: Unser Wasser – Ursache von Krankheiten • *Schrift 6*: Vegetarismus gestern und heute • Schrift 7: Gesundsein ist ganz einfach

Schaubilder:

Lebensmittel-Kombinationstabelle • Endokrine Drüsen • Dickdarmtherapie • Fußreflexzonen-Therapie • Einheimische- und exotische Früchte • Vital-Transmitter

Vortrags-Ton-Cassetten:

Becker »100 Jahre alt werden? Kein Problem!« • *Diamond* »Fit für´s Leben« • *Moeller* »Die heimliche Mutter« – »Die Macht des Unbewußten und die natürliche Ernährung« – »Wenn der andere anders ist-ißt« • *Spiller* »Parasit im Parasit« – »Ganzheitstherapie bei Pilzkrankheiten« • *Wandmaker* »Enzyme – die Zündfunken des Lebens« – »Brot – Die Todeskost«

Waldthausen Verlag · 27718 Ritterhude

GOLDMANN

Gesunder Körper – Gesunder Geist

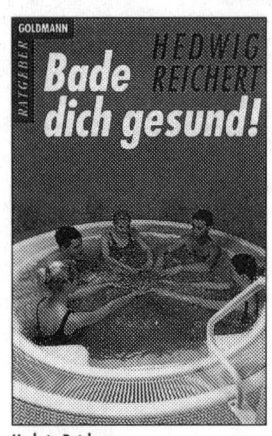

Hedwig Reichert,
Bade dich gesund! 10380

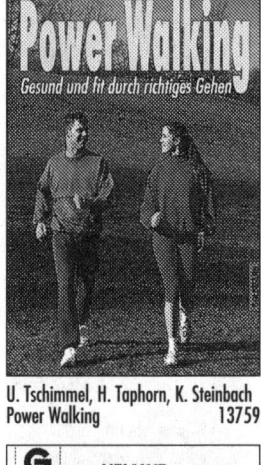

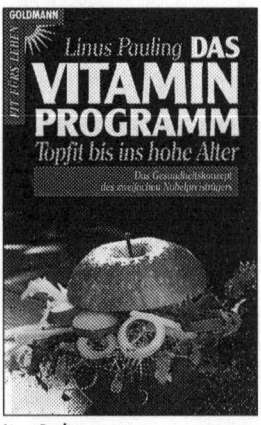

U. Tschimmel, H. Taphorn, K. Steinbach
Power Walking 13759

Linus Pauling,
Das Vitamin-Programm 13648

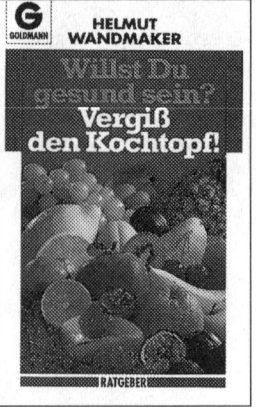

Helmut Wandmaker,
Willst Du gesund sein? 13635

Goldmann · Der Taschenbuch-Verlag

GOLDMANN

Barbara Rütting

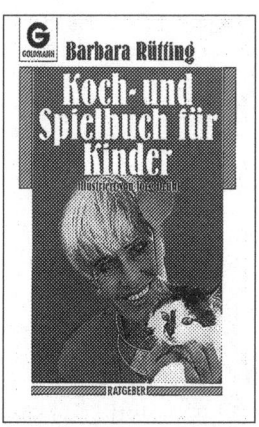

Koch- und Spielbuch für Kinder   13593

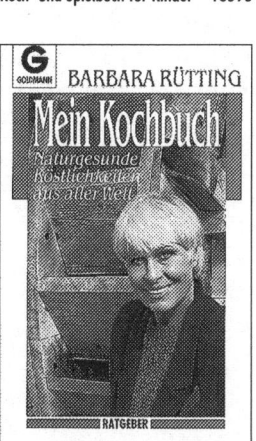

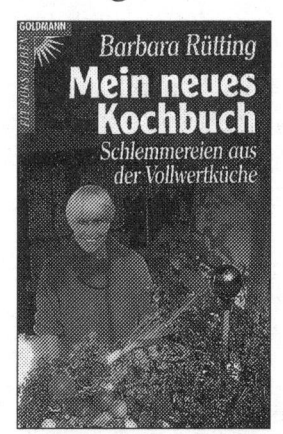

Mein neues Kochbuch   13760

Mein Kochbuch   10838

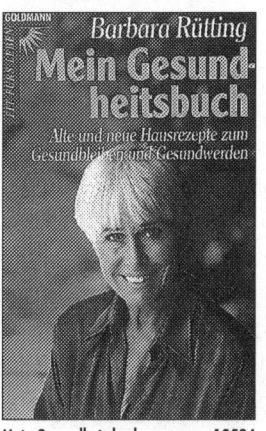

Mein Gesundheitsbuch   13584

Goldmann · Der Taschenbuch-Verlag

GOLDMANN TASCHENBÜCHER

Das Goldmann Gesamtverzeichnis erhalten Sie im Buchhandel oder direkt beim Verlag.

Literatur · Unterhaltung · Thriller · Frauen heute
Lesetip · FrauenLeben · Filmbücher · Horror
Pop-Biographien · Lesebücher · Krimi · True Life
Piccolo Young Collection · Schicksale · Fantasy
Science-Fiction · Abenteuer · Spielebücher
Bestseller in Großschrift · Cartoon · Werkausgaben
Klassiker mit Erläuterungen

✴ ✴ ✴ ✴ ✴ ✴ ✴ ✴ ✴

Sachbücher und Ratgeber:
Gesellschaft / Politik / Zeitgeschichte
Natur, Wissenschaft und Umwelt
Kirche und Gesellschaft · Psychologie und Lebenshilfe
Recht / Beruf / Geld · Hobby / Freizeit
Gesundheit / Schönheit / Ernährung
Brigitte bei Goldmann · Sexualität und Partnerschaft
Ganzheitlich Heilen · Spiritualität · Esoterik

✴ ✴ ✴ ✴ ✴ ✴ ✴ ✴ ✴

Ein SIEDLER-BUCH bei Goldmann
Magisch Reisen
ErlebnisReisen
Handbücher und Nachschlagewerke

Goldmann Verlag · Neumarkter Str. 18 · 81664 München

Bitte senden Sie mir das neue kostenlose Gesamtverzeichnis

Name: _____

Straße: _____

PLZ / Ort: _____